▶典型例で生薬からカンポウを理解する

フローチャート漢方薬治療 2

新見正則 | 帝京大学 医学部 外科 准教授

こんなふうに使うと患者さんは喜ぶ!

中身がわかるともっと楽しい!

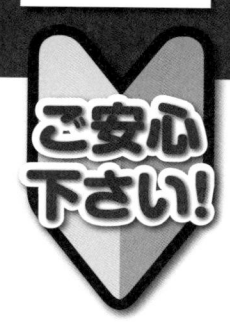

ご安心下さい!

株式会社 新興医学出版社

Flow chart for prescription of Kampo medicine 2

Masanori Niimi, MD, DPhil, FACS

© First edition, 2014 published by
SHINKOH IGAKU SHUPPAN CO. LTD., TOKYO.

Printed & bound in Japan

推薦の言葉

　新見正則先生が,「フローチャート漢方薬」の続編として本書を書かれました. 超多忙の先生に執筆するひまがあるとは思えませんでしたが, 本当は忙しい人の書く本こそ面白いのです.

　すこし長く漢方治療の経験を重ね, 多くの患者さんに接していると, 時に珍しい病気に出会い, たまたまうまく治療できることがあります. とくに現代医学で難しいとされる患者さんが良くなると, 本人も喜ぶし, 自分も嬉しいので印象に残ります. つい人に自慢したくなります. 経験例を人に伝えたり発表したりすることは良いことで, それによってお互い学ぶことができますし, 勉強になります. でも, 人を感心させようとするあまり, 珍しい治験例に固執することは戒めなければなりません. 実際には, 日常よく出会う病気, ありふれた患者さんの治療例こそ, とても大切なのです.

　失敗例や苦労例をまとめた前著「症例モダン・カンポウ」に少なかった漢方治療の典型的な症例の治療経過をまとめられたのが本書です. さらに中味の生薬の働きについてもわかりやすい解説を加えています. 最近の漢方の解説書は, 処方の使い方などの臨床応用法が多く, 処方を構成する生薬の働きという基礎まで解説している書物は少ないです. 忙しい臨床医家は生薬の勉強など興味がないという人もありますが, 生薬の働きを知ることで漢方処方をさらに上手に使うことができるようになります.「生薬ポイント」は簡潔な説明ですが, 著者の深い学識に裏付けられております. いつもの新見先生の本のように, 読みやすい素晴らしい本で実際の役に立ちます. 漢方薬をこれから使ってみようとする方, すでに使われている方, 多くの方に役立つ本です. ぜひお読みください.

平成26年5月
　　　　社団法人日本東洋医学会元会長名誉会員　松田邦夫

はじめに

　フローチャート漢方薬治療（新興医学出版社）は発売以来，たくさんの先生方に愛読頂いています．そしてカンポウの入門書として，外来の机の上に，ご自宅の書斎に，医局の本棚にと，あちらこちらで重宝しているとの励ましのお手紙を頂いています．そんな反響がある中で，典型的な症例の経過を知りたいという意見が少なからずありました．確かに漢方の症例報告は古来より，こんな難しい症例を治したぞ，といった自慢話風のものが大多数です．そんな症例報告では面白くないので，失敗症例や苦労症例をまとめた書籍が，僕の書籍の「症例モダン・カンポウ」でした．しかしこの中には典型的症例はほとんどありません．そこで今回は，フローチャート漢方薬治療のページにほぼ合わせて，典型的な症例を並べました．そして中身の生薬がもつ作用からみると，カンポウが胡散臭くなく，ある程度の整合性をもって理解できます．そこで典型的症例と生薬がもつ作用からのちょっとした解説を加えた本にしました．これを参考に是非，たくさんカンポウを処方して下さい．そしてカンポウの魅力を正しく理解し，体感してください．そんなお役に立てばなにより幸せです．

2014 年 4 月

新見正則

目次

プロローグ 13
漢方薬の立ち位置 ·· 14
漢方エキス剤の保険病名について ······························· 15
漢方 15 分類チャート ··· 16
漢方薬番号順 ··· 18
1 つの生薬で漢方薬の方向性がわかる ··························· 22
身体を温める生薬と冷やす生薬 ································· 25

典型症例集 27

●呼吸器
風邪にかかりたくない・補中益気湯 ···························· 28
風邪にかかりたくない・小柴胡湯 ······························ 29
インフルエンザの予防に・補中益気湯 ························· 30
インフルエンザにかかったら・麻黄湯 ························· 31
風邪っぽい のどがチクチク・麻黄附子細辛湯 ················ 32
風邪っぽい 鼻水・小青竜湯 ·································· 33
風邪っぽい お腹にきた・五苓散 ······························ 34
風邪 がっちりタイプ・麻黄湯 ································ 35
風邪 ややがっちりタイプ・葛根湯 ···························· 36
風邪 やや弱々しいタイプ・麻黄附子細辛湯 ··················· 37
風邪 弱々しいタイプ・香蘇散 ································ 38
咳・麻杏甘石湯 ··· 39
こじれた咳・麻杏甘石湯＋小柴胡湯 ···························· 40
空咳・麦門冬湯 ··· 41
がんこな咳・麻杏甘石湯＋麦門冬湯 ···························· 42
気管支拡張症・清肺湯 ·· 43
COPD・補中益気湯・人参養栄湯 ······························· 44
喘息・麻杏甘石湯＋小柴胡湯 ·································· 45
喘息・補中益気湯・十全大補湯 ······························· 46
喘息・柴朴湯 ··· 47

●消化器
便秘・潤腸湯・麻子仁丸 ······································ 48
便秘・桂枝加芍薬大黄湯 ······································ 49
便秘・大黄甘草湯 ·· 50
便秘・桃核承気湯 ·· 51
便秘・大承気湯 ··· 52
大黄で腹痛・加味逍遙散 ······································ 53

イレウスのよう・大建中湯	54
子どもの便秘・小柴胡湯	55
慢性下痢・真武湯	56
慢性下痢・人参湯	57
慢性下痢・真武湯＋人参湯	58
慢性下痢・大建中湯	59
高級胃薬・半夏瀉心湯	60
高級胃薬・安中散	61
高級胃薬・人参湯	62
過敏性腸症候群（IBS）・桂枝加芍薬湯	63
イボ痔・乙字湯	64
イボ痔・桂枝茯苓丸	65
繰り返すイレウス・大建中湯	66
繰り返すイレウス・中建中湯	67
口内炎・桔梗湯	68
口内炎・半夏瀉心湯	69
口内炎・黄連解毒湯	70
肝炎・茵蔯五苓散＋補中益気湯	71
肝炎・茵蔯蒿湯＋小柴胡湯	72

●循環器

高血圧・黄連解毒湯	73
高血圧・柴胡加竜骨牡蛎湯	74
起立性低血圧・半夏白朮天麻湯	75
起立性低血圧・真武湯	76
動悸・炙甘草湯	77
動悸・柴胡加竜骨牡蛎湯	78
動悸・加味逍遙散	79
動悸・柴朴湯	80

●泌尿器

頻尿・八味地黄丸	81
頻尿・竜胆瀉肝湯・五淋散	82
頻尿・清心蓮子飲	83
膀胱炎・猪苓湯	84
膀胱炎・猪苓湯合四物湯	85
尿管結石・芍薬甘草湯＋猪苓湯	86
インポテンツ・牛車腎気丸	87
インポテンツ・柴胡加竜骨牡蛎湯	88

インポテンツ・桂枝加竜骨牡蛎湯 …………………………………… 89

●精神・神経
睡眠障害・加味帰脾湯・帰脾湯 …………………………………… 90
睡眠障害・抑肝散 …………………………………………………… 91
睡眠障害・黄連解毒湯・三黄瀉心湯 ……………………………… 92
睡眠障害・柴胡桂枝乾姜湯 ………………………………………… 93
片頭痛・呉茱萸湯 …………………………………………………… 94
片頭痛・五苓散 ……………………………………………………… 95
頭痛・葛根湯 ………………………………………………………… 96
高齢者の頭痛・釣藤散 ……………………………………………… 97
子どもの頭痛・五苓散 ……………………………………………… 98
生理時の頭痛・当帰芍薬散 ………………………………………… 99
三叉神経痛・五苓散 ……………………………………………… 100
肋間神経痛・当帰湯 ……………………………………………… 101
糖尿病の神経障害・牛車腎気丸 ………………………………… 102
認知症・抑肝散 …………………………………………………… 103
悪夢・桂枝加竜骨牡蛎湯 ………………………………………… 104
うつ病・補中益気湯 ……………………………………………… 105
うつ病・香蘇散 …………………………………………………… 106
うつ病・六君子湯 ………………………………………………… 107
うつ病・加味帰脾湯 ……………………………………………… 108

●運動器
整形外科的な痛み止め 元気な人に・越婢加朮湯 …………… 109
整形外科的な痛み止め 麻黄が使えない方に・桂枝加朮附湯
 …………………………………………………………………… 110
整形外科的な痛み止め 体力も増進させたい・大防風湯 …… 111
ぎっくり腰・芍薬甘草湯＋疎経活血湯 ………………………… 112
坐骨神経痛・牛車腎気丸 ………………………………………… 113
間欠性跛行・当帰四逆加呉茱萸生姜湯 ………………………… 114
慢性腰痛・疎経活血湯 …………………………………………… 115
変形性膝関節症・防已黄耆湯＋越婢加朮湯 …………………… 116
むち打ち症・葛根加朮附湯 ……………………………………… 117
打撲・捻挫・桂枝茯苓丸 ………………………………………… 118
打撲・捻挫・通導散 ……………………………………………… 119
打撲・捻挫・治打撲一方 ………………………………………… 120

目 次

●婦人科
- 更年期障害もどき・加味逍遙散 …………………………… 121
- 更年期障害もどき・女神散 ………………………………… 122
- 更年期障害もどき・抑肝散 ………………………………… 123
- 更年期障害もどき・柴胡加竜骨牡蛎湯 …………………… 124
- 婦人科疾患一般 とてもがっちり・桃核承気湯 …………… 125
- 婦人科疾患一般 がっちり・桂枝茯苓丸 …………………… 126
- 婦人科疾患一般 弱々しいタイプ・当帰芍薬散 …………… 127
- 月経前緊張症・抑肝散 ……………………………………… 128
- 月経前緊張症・加味逍遙散 ………………………………… 129
- 月経前緊張症・桃核承気湯 ………………………………… 130
- 経血量が多い・芎帰膠艾湯 ………………………………… 131
- 生理・出産・妊娠で悪化・当帰芍薬散 …………………… 132
- 妊娠時の風邪・桂枝湯 ……………………………………… 133
- 妊娠時の咳・麦門冬湯 ……………………………………… 134
- つわり・小半夏加茯苓湯 …………………………………… 135
- 乳腺痛・当帰芍薬散・温経湯 ……………………………… 136
- 不妊症・当帰芍薬散 ………………………………………… 137

●耳鼻科
- 花粉症・小青竜湯 …………………………………………… 138
- 花粉症・越婢加朮湯 ………………………………………… 139
- 花粉症・苓甘姜味辛夏仁湯 ………………………………… 140
- めまい・苓桂朮甘湯 ………………………………………… 141
- めまい・半夏白朮天麻湯 …………………………………… 142
- めまい・真武湯 ……………………………………………… 143
- 子どものめまい・五苓散 …………………………………… 144
- お年寄りのめまい・釣藤散 ………………………………… 145
- ご婦人のめまい・当帰芍薬散 ……………………………… 146
- 蓄膿症・葛根湯加川芎辛夷 ………………………………… 147
- 蓄膿症・辛夷清肺湯 ………………………………………… 148
- 扁桃炎・小柴胡湯加桔梗石膏 ……………………………… 149
- 鼻出血・黄連解毒湯 ………………………………………… 150

●眼科
- アレルギー性結膜炎・小青竜湯 …………………………… 151

●皮膚科
- 慢性湿疹・十味敗毒湯 ……………………………………… 152

慢性湿疹・温清飲 ……………………………………… 153
慢性湿疹・消風散 ……………………………………… 154
慢性湿疹・荊芥連翹湯 ………………………………… 155
頭部の湿疹・治頭瘡一方 ……………………………… 156
お年寄りの湿疹・当帰飲子 …………………………… 157
陰部の湿疹・竜胆瀉肝湯 ……………………………… 158
湿疹・アトピーの痒み・黄連解毒湯 ………………… 159
湿疹・アトピーの痒み・白虎加人参湯 ……………… 160
蕁麻疹・十味敗毒湯 …………………………………… 161
蕁麻疹・茵蔯蒿湯 ……………………………………… 162
手荒れ・温経湯 ………………………………………… 163
手荒れ・桂枝茯苓丸加薏苡仁 ………………………… 164
にきび・清上防風湯 …………………………………… 165
にきび・桂枝茯苓丸加薏苡仁 ………………………… 166
にきび・荊芥連翹湯 …………………………………… 167
帯状疱疹後の痛み・麻黄附子細辛湯 ………………… 168
帯状疱疹後の痛み・五苓散 …………………………… 169
帯状疱疹後の痛み・越婢加朮湯 ……………………… 170

●高齢者
初老期の訴え・牛車腎気丸 …………………………… 171
最期まで元気に・真武湯＋人参湯 …………………… 172

●子ども
子どもの常備薬・麻黄湯 ……………………………… 173
子どもの常備薬・小建中湯 …………………………… 174
子どもの常備薬・五苓散 ……………………………… 175
虚弱児・小建中湯 ……………………………………… 176
おねしょ・八味地黄丸 ………………………………… 177
夜泣き・甘麦大棗湯 …………………………………… 178

●がん
がんになったら・補中益気湯 ………………………… 179
がんになったら・十全大補湯 ………………………… 180
がんになったら・人参養栄湯 ………………………… 181
抗がん剤の副作用・半夏瀉心湯 ……………………… 182

●その他
手足のほてり・八味地黄丸 …………………………… 183

手足のほてり・三物黄芩湯	184
のぼせ・加味逍遙散	185
のぼせ・女神散	186
のぼせ・桂枝茯苓丸	187
のぼせ・黄連解毒湯	188
肥満・防風通聖散	189
肥満・大柴胡湯	190
水太り・防已黄耆湯	191
食欲不振・六君子湯	192
食欲不振・補中益気湯	193
冷え症・当帰四逆加呉茱萸生姜湯	194
冷え症・真武湯	195
冷え症・加味逍遙散・五積散	196
しびれ・牛車腎気丸	197
暑気あたり・清暑益気湯	198
飲む前に・黄連解毒湯，飲んだら・五苓散	199
のどの違和感・半夏厚朴湯	200
こむらがえり・芍薬甘草湯	201
下肢静脈瘤 深部静脈血栓症・桂枝茯苓丸	202
リンパ浮腫・柴苓湯	203
腹部膨満感・大建中湯	204
しもやけ・当帰四逆加呉茱萸生姜湯	205
口渇・白虎加人参湯	206
カンポウの塗り薬・紫雲膏	207

エピローグ......209

●処方が思いつかない

疲れ・補中益気湯	210
胃もたれ・六君子湯	211
心身症っぽい・柴胡桂枝湯	212
どんな訴えにも・柴胡桂枝湯	213
温めてみる・真武湯	214
がっちり・大柴胡湯＋桂枝茯苓丸	215
弱々しい・小柴胡湯＋当帰芍薬散	216
気のめぐりの改善・半夏厚朴湯	217
気のめぐりの改善・香蘇散	218
水分バランスの改善・五苓散	219

究極の上達の法則 ………………………………………… 220
漢方薬の生薬構成 ………………………………………… 221
あとがき …………………………………………………… 231
参考文献 …………………………………………………… 233
索引 ………………………………………………………… 235

> 典型症例の順番はフローチャート漢方薬治療に準じています．

使用上の注意

　ツムラ保険適応内服漢方エキス剤128処方の範囲での解説です．塗り薬として紫雲膏があります．他社から他に約20種類の保険適応漢方エキス剤が販売されています．まず範囲を決めて勉強することが近道です．

　番号はツムラの番号です．含有生薬量もすべてツムラのものです．保険適応病名もツムラのものを参照しています．

I章

プロローグ

漢方薬の立ち位置

　漢方薬の魅力は，何より食事の延長であることです．人の病気の多くは時間経過で軽快します．ある意味，病気とうまくつきあっていくことを受け入れることも大切でしょう．そんなときにリラックスして，あまり効くことを過剰に期待しないで，自然治癒力を高めるぐらいの気持ちで，そして患者と医者の関係を保つための手段として使用するとたくさんの不思議な経験をします．やっぱりカンポウは効いていると．もちろん，風邪の治療のように半日の時間が勝負となるものもあります．こむら返りのように頓服で有効な漢方薬もあります．しかし，このように自然治癒力を高める効果があるのでは？　ぐらいの気持ちで処方することが，カンポウを使えるようになるための秘訣です．ともかく，実際に使用して下さい．そして，カンポウの欠点と利点を体感してください．何より自分の経験が上達の近道です．カンポウは保険適応であることが何よりも魅力です．保険適応病名も散りばめてあります．いろいろな症状が治ることがカンポウの魅力にて，副症状に保険病名があればもちろん処方可能です．

新規開発薬
効果や副作用の検討が不十分
―――
歴史のある西洋薬剤
効果や副作用が判明している
―――
漢方薬≒食事の延長
比較的安全・安価・有効，依存性なし
―――
日常生活の管理＝養生
食生活，ストレス減，禁煙，減酒，適度の運動・睡眠

漢方エキス剤の保険病名について

僕が西洋医学の限界に気がついて，漢方に致し方なく興味を持ったのは，保険適応があるからです．西洋医学の補完医療としては，他に数限りないものが世に登場していますが，日本では西洋医が漢方薬を健康保険で処方できることが何よりの魅力でしょう．3 割負担であれば保険適応エキス剤の平均の負担額は毎月約 1,000 円です．西洋内服薬剤（抗がん剤などの高額なものを除く）と比べて約 5 分の 1 です．毎月 1,000 円であれば，西洋医学的治療で困っている患者さんに，試しに処方してみてまったく問題ないと思っています．また，漢方は多くの症状を 1 剤で治せることが建前にて，適切な漢方薬に巡り会えば，西洋薬剤の削減，ひいては医療費の節約につながります．

しかし，経験に基づいて臨床試験なしに保険適応となった過程で，今から思うとこんな病名まであるのか，これは病気かと驚くものもあります．たとえば，血の道症，こしけ（竜胆瀉肝湯(りゅうたんしゃかんとう)76），老人のかすみ目（牛車腎気丸(ごしゃじんきがん)107），遺精（桂枝加竜骨牡蛎湯(けいしかりゅうこつぼれいとう)26），しわがれ声（半夏厚朴湯(はんげこうぼくとう)16），脳溢血（大柴胡湯(だいさいことう)8，真武湯(しんぶとう)30），脚気衝心（呉茱萸湯(ごしゅゆとう)31），しぶり腹（桂枝加芍薬湯(けいしかしゃくやくとう)60，桂枝加芍薬大黄湯(けいしかしゃくやくだいおうとう)134），小児疳症（抑肝散(よくかんさん)54）です．

現代医療に合わせた適切な保険病名に変更し，また新しい保険病名を加えるべきとも思いますが，医療費削減が叫ばれる中，新しい保険病名は臨床試験なしに追加することは至難の業でしょう．

漢方は乱暴な言い方をすれば，すべての症状が治る可能性があります．保険適応病名が，主症状ではなくても，副症状が保険病名に含まれていれば治る可能性があります．いろいろとトライしながら保険適応をはずれないように，また病名に整合性をつけて処方しましょう．カンポウの魅力はなにより保険適応であることなのですから．

漢方15分類チャート

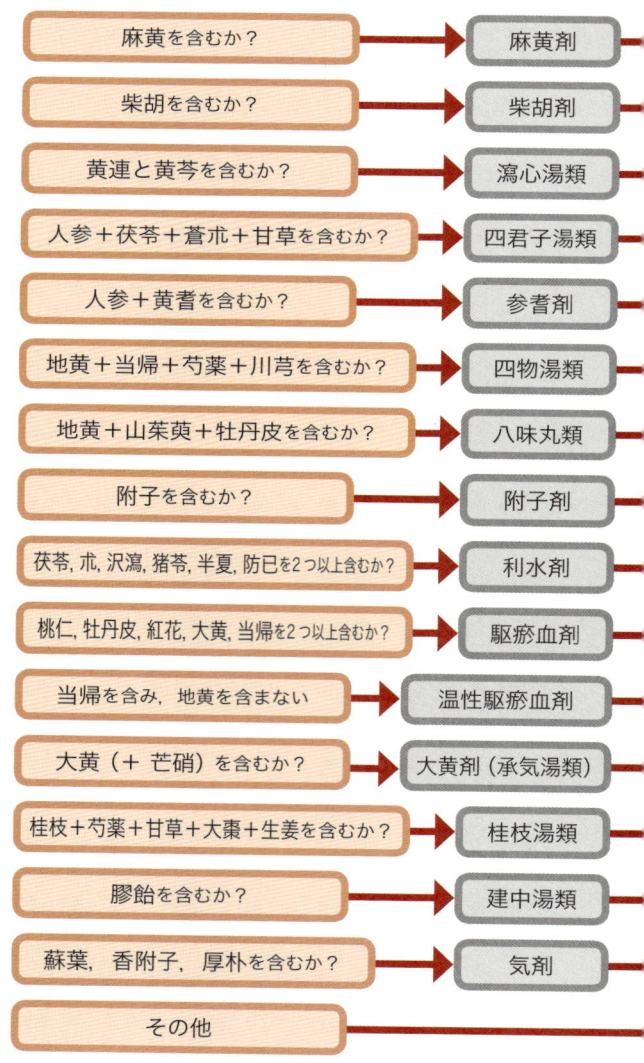

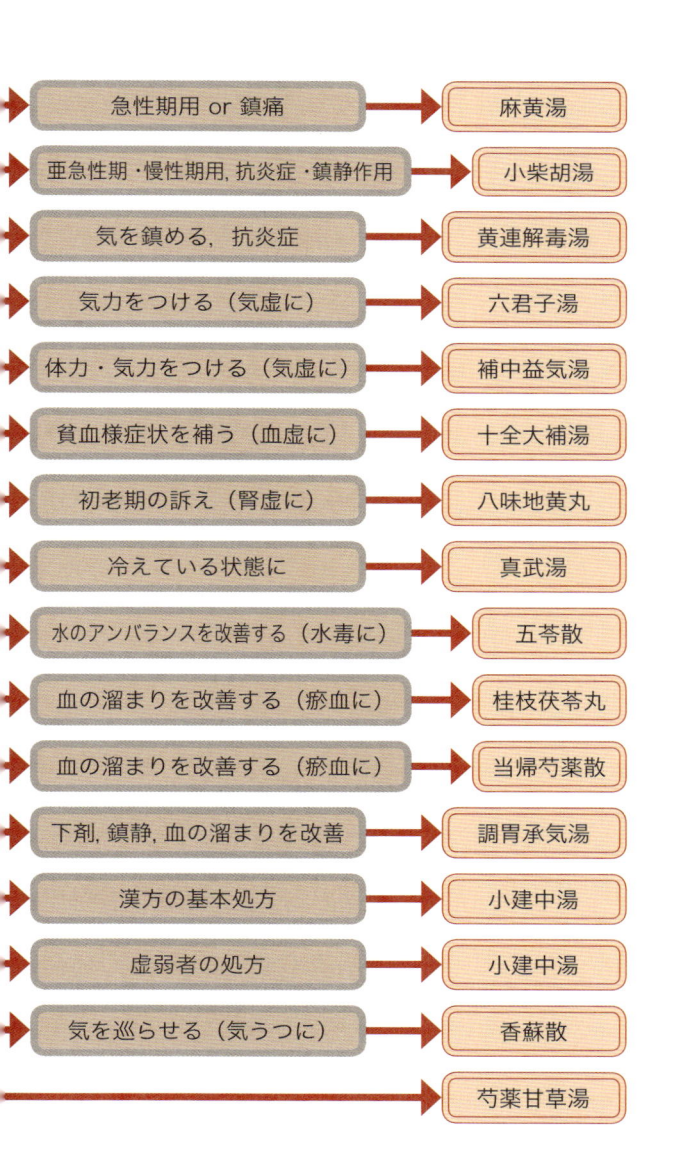

急性期用 or 鎮痛	麻黄湯
亜急性期・慢性期用, 抗炎症・鎮静作用	小柴胡湯
気を鎮める, 抗炎症	黄連解毒湯
気力をつける（気虚に）	六君子湯
体力・気力をつける（気虚に）	補中益気湯
貧血様症状を補う（血虚に）	十全大補湯
初老期の訴え（腎虚に）	八味地黄丸
冷えている状態に	真武湯
水のアンバランスを改善する（水毒に）	五苓散
血の溜まりを改善する（瘀血に）	桂枝茯苓丸
血の溜まりを改善する（瘀血に）	当帰芍薬散
下剤, 鎮静, 血の溜まりを改善	調胃承気湯
漢方の基本処方	小建中湯
虚弱者の処方	小建中湯
気を巡らせる（気うつに）	香蘇散
	芍薬甘草湯

漢方薬番号順

　漢方薬を書ける必要はありません．最初は番号で覚えても良いです．最初から漢字で覚えるのは苦労します．しかし，慣れてくると，せっかく覚えた番号は忘れてしまい，むしろ漢字の方が楽になります．

　漢方薬の番号表示に特別なルールはありません．まず読めるようになりましょう．読めないと恥をかくからですね．患者さんは薬剤師の先生の説明を聞きますので，漢方薬が読めるのです．番号は1から138までで，10個が欠番です．つまり128処方がツムラ保険適応漢方エキス剤です．すべて内服薬で，塗り薬の紫雲膏も保険適用です．128覚えるのが大変な方は，まず1〜30番までと，補中益気湯㊶，六君子湯㊸，十全大補湯㊽，芍薬甘草湯㊳，香蘇散㊻，小建中湯㉟，大建中湯⑩⓪を覚えれば十分と思います．

#	名称
1	葛根湯 (かっこんとう)
2	葛根湯加川芎辛夷 (かっこんとうかせんきゅうしんい)
3	乙字湯 (おつじとう)
4	なし
5	安中散 (あんちゅうさん)
6	十味敗毒湯 (じゅうみはいどくとう)
7	八味地黄丸 (はちみじおうがん)
8	大柴胡湯 (だいさいことう)
9	小柴胡湯 (しょうさいことう)
10	柴胡桂枝湯 (さいこけいしとう)
11	柴胡桂枝乾姜湯 (さいこけいしかんきょうとう)
12	柴胡加竜骨牡蛎湯 (さいこかりゅうこつぼれいとう)
13	なし
14	半夏瀉心湯 (はんげしゃしんとう)
15	黄連解毒湯 (おうれんげどくとう)
16	半夏厚朴湯 (はんげこうぼくとう)
17	五苓散 (ごれいさん)
18	桂枝加朮附湯 (けいしかじゅつぶとう)
19	小青竜湯 (しょうせいりゅうとう)
20	防已黄耆湯 (ぼういおうぎとう)
21	小半夏加茯苓湯 (しょうはんげかぶくりょうとう)
22	消風散 (しょうふうさん)
23	当帰芍薬散 (とうきしゃくやくさん)
24	加味逍遙散 (かみしょうようさん)
25	桂枝茯苓丸 (けいしぶくりょうがん)
26	桂枝加竜骨牡蛎湯 (けいしかりゅうこつぼれいとう)
27	麻黄湯 (まおうとう)
28	越婢加朮湯 (えっぴかじゅつとう)
29	麦門冬湯 (ばくもんどうとう)
30	真武湯 (しんぶとう)
31	呉茱萸湯 (ごしゅゆとう)
32	人参湯 (にんじんとう)
33	大黄牡丹皮湯 (だいおうぼたんぴとう)
34	白虎加人参湯 (びゃっこかにんじんとう)
35	四逆散 (しぎゃくさん)
36	木防已湯 (もくぼういとう)
37	半夏白朮天麻湯 (はんげびゃくじゅつてんまとう)
38	当帰四逆加呉茱萸生姜湯 (とうきしぎゃくかごしゅゆしょうきょうとう)
39	苓桂朮甘湯 (りょうけいじゅつかんとう)
40	猪苓湯 (ちょれいとう)
41	補中益気湯 (ほちゅうえっきとう)
42	なし
43	六君子湯 (りっくんしとう)
44	なし
45	桂枝湯 (けいしとう)
46	七物降下湯 (しちもつこうかとう)
47	釣藤散 (ちょうとうさん)
48	十全大補湯 (じゅうぜんたいほとう)
49	なし
50	荊芥連翹湯 (けいがいれんぎょうとう)
51	潤腸湯 (じゅんちょうとう)
52	薏苡仁湯 (よくいにんとう)
53	疎経活血湯 (そけいかっけつとう)
54	抑肝散 (よくかんさん)

No.	方剤名	No.	方剤名
55	麻杏甘石湯（まきょうかんせきとう）	82	桂枝人参湯（けいしにんじんとう）
56	五淋散（ごりんさん）	83	抑肝散加陳皮半夏（よくかんさんかちんぴはんげ）
57	温清飲（うんせいいん）	84	大黄甘草湯（だいおうかんぞうとう）
58	清上防風湯（せいじょうぼうふうとう）	85	神秘湯（しんぴとう）
59	治頭瘡一方（ぢずそういっぽう）	86	当帰飲子（とうきいんし）
60	桂枝加芍薬湯（けいしかしゃくやくとう）	87	六味丸（ろくみがん）
61	桃核承気湯（とうかくじょうきとう）	88	二朮湯（にじゅつとう）
62	防風通聖散（ぼうふうつうしょうさん）	89	治打撲一方（ぢだぼくいっぽう）
63	五積散（ごしゃくさん）	90	清肺湯（せいはいとう）
64	炙甘草湯（しゃかんぞうとう）	91	竹茹温胆湯（ちくじょうんたんとう）
65	帰脾湯（きひとう）	92	滋陰至宝湯（じいんしほうとう）
66	参蘇飲（じんそいん）	93	滋陰降火湯（じいんこうかとう）
67	女神散（にょしんさん）	94	なし
68	芍薬甘草湯（しゃくやくかんぞうとう）	95	五虎湯（ごことう）
69	茯苓飲（ぶくりょういん）	96	柴朴湯（さいぼくとう）
70	香蘇散（こうそさん）	97	大防風湯（だいぼうふうとう）
71	四物湯（しもつとう）	98	黄耆建中湯（おうぎけんちゅうとう）
72	甘麦大棗湯（かんばくたいそうとう）	99	小建中湯（しょうけんちゅうとう）
73	柴陥湯（さいかんとう）	100	大建中湯（だいけんちゅうとう）
74	調胃承気湯（ちょういじょうきとう）	101	升麻葛根湯（しょうまかっこんとう）
75	四君子湯（しくんしとう）	102	当帰湯（とうきとう）
76	竜胆瀉肝湯（りゅうたんしゃかんとう）	103	酸棗仁湯（さんそうにんとう）
77	芎帰膠艾湯（きゅうききょうがいとう）	104	辛夷清肺湯（しんいせいはいとう）
78	麻杏薏甘湯（まきょうよくかんとう）	105	通導散（つうどうさん）
79	平胃散（へいいさん）	106	温経湯（うんけいとう）
80	柴胡清肝湯（さいこせいかんとう）	107	牛車腎気丸（ごしゃじんきがん）
81	二陳湯（にちんとう）	108	人参養栄湯（にんじんようえいとう）

109	小柴胡湯加桔梗石膏	124	川芎茶調散
110	立効散	125	桂枝茯苓丸加薏苡仁
111	清心蓮子飲	126	麻子仁丸
112	猪苓湯合四物湯	127	麻黄附子細辛湯
113	三黄瀉心湯	128	啓脾湯
114	柴苓湯	129	なし
115	胃苓湯	130	なし
116	茯苓飲合半夏厚朴湯	131	なし
117	茵陳五苓散	132	なし
118	苓姜朮甘湯	133	大承気湯
119	苓甘姜味辛夏仁湯	134	桂枝加芍薬大黄湯
120	黄連湯	135	茵陳蒿湯
121	三物黄芩湯	136	清暑益気湯
122	排膿散及湯	137	加味帰脾湯
123	当帰建中湯	138	桔梗湯

欠番（10件）

ツムラにはない保険適応漢方エキス剤

1つの生薬で漢方薬の方向性がわかる

　漢方は生薬の足し算です．128処方中に94処方に含まれている甘草から，たった1つの漢方薬にしか含まれていない生薬もあります．頻用生薬からまれに使用する生薬まであるということですが，生薬が1個あるだけで，ある程度の方向性が推論できるものもあります．例えば車前子があれば，泌尿器疾患用ではないかと強く推測できるということです．

生薬	用途	数	処方
車前子（しゃぜんし）	泌尿器用	4	五淋散㊶，竜胆瀉肝湯㊻，牛車腎気丸⓵⓻，清心蓮子飲⓵⓵
五味子（ごみし）	呼吸器用	5	小青竜湯⓵⓽，清肺湯⓽⓪，人参養栄湯⓵⓪⓼，苓甘姜味辛夏仁湯⓵⓵⓽，清暑益気湯⓵⓷⓺
麦門冬（ばくもんどう）	呼吸器用	10	麦門冬湯㉙，釣藤散㊼，炙甘草湯㊿，竹茹温胆湯�91，滋陰至宝湯�92，滋陰降火湯�93，辛夷清肺湯⓵⓪⓸，温経湯⓵⓪⓺，清心蓮子飲⓵⓵，清暑益気湯⓵⓷⓺
陳皮（ちんぴ）	消化器用	24	半夏白朮天麻湯㊲，補中益気湯㊵，六君子湯㊸，釣藤散㊼，疎経活血湯㊵，五積散㊳，参蘇飲㊶，茯苓飲㊹，香蘇散㊺，平胃散㊻，二陳湯㊶，抑肝散加陳皮半夏㊸，神秘湯㊸，二朮湯㊸，清肺湯⓽⓪，竹茹温胆湯�91，滋陰至宝湯�92，

			滋陰降火湯⑬, 通導散⑩, 人参養栄湯⑩, 胃苓湯⑮, 茯苓飲合半夏厚朴湯⑯, 啓脾湯⑱, 清暑益気湯⑯
荊芥 (けいがい)	皮膚用	8	十味敗毒湯⑥, 消風散㉒, 荊芥連翹湯㊿, 清上防風湯㊽, 治頭瘡一方㊾, 防風通聖散㊷, 当帰飲子⑧, 川芎茶調散⑭
桔梗 (ききょう)	排膿作用	12	十味敗毒湯⑥, 荊芥連翹湯㊿, 清上防風湯㊽, 防風通聖散㊷, 五積散㊽, 参蘇飲⑯, 柴胡清肝湯⑳, 清肺湯⑳, 竹茹温胆湯㉑, 小柴胡湯加桔梗石膏⑩, 排膿散及湯⑫, 桔梗湯⑱
辛夷 (しんい)	耳鼻科用	2	葛根湯加川芎辛夷②, 辛夷清肺湯⑭
茵蔯蒿 (いんちんこう)	黄疸用	2	茵蔯五苓散⑰, 茵蔯蒿湯⑮
麻子仁 (ましにん)	下剤	3	潤腸湯㊶, 炙甘草湯⑭, 麻子仁丸⑯
薏苡仁 (よくいにん)	抗炎症作用	3	薏苡仁湯㊼, 麻杏薏甘湯⑱, 桂枝茯苓丸加薏苡仁⑮
山椒 (さんしょう)	腹部膨満痛み	2	大建中湯⑩, 当帰湯⑩
阿膠 (あきょう)	止血	5	猪苓湯㊵, 炙甘草湯⑭, 芎帰膠艾湯㊼, 温経湯⑯, 猪苓湯合四物湯⑫
遠志 (おんじ)	気が鎮まる	3	帰脾湯㊻, 人参養栄湯⑩, 加味帰脾湯⑰

ちょうとうこう 釣藤鈎	気が 鎮まる	4	七物降下湯 ㊻, 釣藤散 ㊼, 抑肝散 ㊽, 抑肝散加陳皮半夏 ㉓
りゅうこつ 竜骨	気が 鎮まる	2	柴胡加竜骨牡蛎湯 ⑫, 桂枝加竜骨牡蛎湯 ㉖
ぼれい 牡蛎	気が 鎮まる	4	安中散 ⑤, 柴胡桂枝乾姜湯 ⑪, 柴胡加竜骨牡蛎湯 ⑫, 桂枝加竜骨牡蛎湯 ㉖

身体を温める生薬と冷やす生薬

温

威霊仙（いれいせん）	茴香（ういきょう）	延胡索（えんごさく）	黄耆（おうぎ）	遠志（おんじ）	
艾葉（がいよう）	何首烏（かしゅう）	乾姜（かんきょう）	羌活（きょうかつ）	杏仁（きょうにん）	荊芥（けいがい）
桂皮（けいひ）	膠飴（こうい）	紅花（こうか）	厚朴（こうぼく）	呉茱萸（ごしゅゆ）	五味子（ごみし）
細辛（さいしん）	山楂子（さんざし）	山茱萸（さんしゅゆ）	山椒（さんしょう）	山薬（さんやく）	縮砂（しゅくしゃ）
生姜（しょうきょう）	辛夷（しんい）	川芎（せんきゅう）	蒼朮（そうじゅつ）	蘇葉（そよう）	大棗（たいそう）
丁子（ちょうじ）	陳皮（ちんぴ）	天南星（てんなんしょう）	当帰（とうき）	杜仲（とちゅう）	独活（どくかつ）
人参（にんじん）	麦芽（ばくが）	半夏（はんげ）	白芷（びゃくし）	白朮（びゃくじゅつ）	檳榔子（びんろうじ）
附子（ぶし）	防風（ぼうふう）	麻黄（まおう）	木香（もっこう）	竜眼肉（りゅうがんにく）	良姜（りょうきょう）
和羌活（わきょうかつ）					

平

阿膠（あきょう）	葛根（かっこん）	甘草（かんぞう）	桔梗（ききょう）	香附子（こうぶし）	
粳米（こうべい）	牛膝（ごしつ）	胡麻（ごま）	酸棗仁（さんそうにん）	炙甘草（しゃかんぞう）	蘇木（そぼく）
猪苓（ちょれい）	天麻（てんま）	桃仁（とうにん）	百合（びゃくごう）	枇杷葉（びわよう）	茯苓（ぶくりょう）
樸樕（ぼくそく）	麻子仁（ましにん）	竜骨（りゅうこつ）	蓮肉（れんにく）		

寒

茵蔯蒿（いんちんこう）	黄芩（おうごん）	黄柏（おうばく）	黄連（おうれん）	滑石（かっせき）	
栝楼根（かろこん）	栝楼仁（かろにん）	菊花（きくか）	枳実（きじつ）	苦参（くじん）	牛蒡子（ごぼうし）
柴胡（さいこ）	山梔子（さんしし）	地黄（じおう）	地骨皮（じこっぴ）	紫根（しこん）	蒺藜子（しつりし）
芍薬（しゃくやく）	車前子（しゃぜんし）	小麦（しょうばく）	升麻（しょうま）	石膏（せっこう）	前胡（ぜんこ）
川骨（せんこつ）	蝉退（せんたい）	桑白皮（そうはくひ）	大黄（だいおう）	沢瀉（たくしゃ）	竹茹（ちくじょ）
知母（ちも）	茶葉（ちゃよう）	釣藤鈎（ちょうとうこう）	天門冬（てんもんどう）	冬瓜子（とうがし）	忍冬（にんどう）
貝母（ばいも）	麦門冬（ばくもんどう）	薄荷（はっか）	浜防風（はまぼうふう）	防已（ぼうい）	芒硝（ぼうしょう）
牡丹皮（ぼたんぴ）	牡蛎（ぼれい）	木通（もくつう）	薏苡仁（よくいにん）	竜胆（りゅうたん）	連翹（れんぎょう）

（薬局の漢方 清水藤太郎 南山堂，活用自在の処方解説 秋葉哲生 ライフ・サイエンスを参考に作成）

＊本文は上記のグループに従い色付けしてあります

II章

典型症例集

風邪にかかりたくない 補中益気湯 ㊶

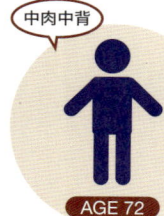

中肉中背
AGE 72

「最近どうも風邪を引きやすい．風邪を引かなくなるような薬が欲しい」．高血圧と閉塞性動脈硬化症にて内服中．補中益気湯 ㊶ を処方し，4週間後には「体が軽くなり，疲れにくくなった」．そこで1年間内服を続行．「季節の変わり目には必ず風邪を引いていたが，この1年間は風邪を引かなかった」．

補中益気湯

参耆剤
黄耆4　人参4

蒼朮4　当帰3

柴胡剤
柴胡2

大棗2　陳皮2　甘草1.5　升麻1　生姜0.5

生薬ポイント

補中益気湯 ㊶ は人参と黄耆を含む参耆剤（気力体力を増す薬）．地黄を含まない参耆剤は，補中益気湯 ㊶，半夏白朮天麻湯 �37，帰脾湯 �65，加味帰脾湯 ⑬⑦，清心蓮子飲 ⑪⑪，清暑益気湯 ⑬⑥，当帰湯 ⑩②がある．地黄を含む参耆剤は十全大補湯 ㊽，大防風湯 �97，人参養栄湯 ⑩⑧である．地黄はとても虚弱な人では，胃に障ることがあるので，補中益気湯 ㊶ はその点使いやすい．

Level UP

参耆剤の横綱は，補中益気湯 ㊶ と十全大補湯 ㊽．気力体力を付けるときに補中益気湯 ㊶ は万能薬．十全大補湯 ㊽ は貧血もどき．人参養栄湯 ⑩⑧ は呼吸器病変．大防風湯 �97 はリウマチ．半夏白朮天麻湯 �37 はめまい．帰脾湯 �65 と加味帰脾湯 ⑬⑦ は不眠や軽いうつ．清心蓮子飲 ⑪⑪ は泌尿器疾患．清暑益気湯 ⑬⑥ は夏ばて．当帰湯 ⑩② は胸の痛み．これがキーワード．

風邪にかかりたくない　小柴胡湯 ❾

年齢相応

AGE 14

「来年は高校受験．いつも冬に風邪をひくので，なんとかしてもらいたい」と漢方薬を希望．補中益気湯 ㊶ にしては元気がよく見えるので，小柴胡湯 ❾ を4週間処方．「特別不快な作用もない」．約6ヵ月間内服し，無事に風邪も引かず高校受験が終了．家族と本人からは感謝される．

小柴胡湯

柴胡剤	ベストマッチ	虚弱向	ベストマッチ	
柴胡 7	黄芩 3	人参 3	半夏 5	生姜 1
大棗 3	甘草 2			

生薬ポイント

　小柴胡湯 ❾ は柴胡剤の王様．柴胡剤の多くは，柴胡と黄芩を含み，「柴」の字がつく．例外は乙字湯 ❸ と荊芥連翹湯 ㊾．生姜と大棗は，昔から食材として使われており，その他の半夏，人参，甘草を覚えると内容が理解できる．人参は虚弱者向きの精力剤．小柴胡湯 ❾ を体格中等の人に使用することも納得できる．半夏は吐き気止めで，そのえぐみから生姜と一緒に用いられることが多い．

Level UP

　柴胡を含む薬は柴胡剤と呼ばれ，消炎作用，鎮静作用，軽い瀉下作用，安眠作用などがあり，幅広く使用できる．こじれた状態や亜急性期に使用する．漢方的には少陽病期に使用する薬と言われる．風邪の予防だけをターゲットにすれば，僕は補中益気湯 ㊶ か小柴胡湯 ❾ を使用する．

インフルエンザの予防に
補中益気湯 ㊶

2009年秋,世の中は新型インフルエンザの話題で騒然.そこで愛誠病院の職員にインフルエンザの予防が期待できるかと補中益気湯㊶の内服を勧める.179人が内服.同数の179人が内服せず,8週間の観察で,補中益気湯㊶内服群は1人が2009H1N1に感染,一方非内服群は7人が感染.まずいと脱落した14人は全員感染せず.

補中益気湯

参耆剤　　　　　　　　　　　　　　　　　　　　　　　**柴胡剤**

| 黄耆 4 | 人参 4 | 蒼朮 4 | 当帰 3 | 柴胡 2 |
| 大棗 2 | 陳皮 2 | 甘草 1.5 | 升麻 1 | 生姜 0.5 |

生薬ポイント

補中益気湯㊶は人参と黄耆を含む参耆剤で,かつ柴胡剤.参耆剤で柴胡を含む漢方薬は他に加味帰脾湯㉣がある.生姜と大棗は昔の家庭の常備食材.すると残り5個の生薬,蒼朮,当帰,陳皮,甘草,升麻を覚えると補中益気湯㊶の10個の構成生薬を暗記できる.保険適応漢方エキス剤なら生薬の暗記は不要.大切な生薬を理解していると応用範囲が広がる.興味の範囲で覚えれば十分ですよ.

Level UP　補中益気湯㊶は虚証(華奢なタイプ)用の小柴胡湯⑨.ともにいろいろと幅広く応用可能ということ.とくに長引いている病態などに.処方選択で迷えば虚証用の漢方薬を使用することが鉄則.上記の臨床研究の内服中止群は実証タイプの人.そんな人は風邪を引かない.

インフルエンザにかかったら 麻黄湯27

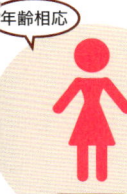

年齢相応

AGE 8

学校でインフルエンザが大流行．帰宅後より38.5度の発熱．少しぐったりしているが元気はいい．そこで，麻黄湯27を1/2包お湯に溶かして内服させる．2時間毎に繰り返し，3回目の内服後に汗がじわー，と出て解熱．その後，就寝前に麻黄湯27を内服させ翌日は元気に学校に行く．

麻黄湯

咳止め	発汗・鎮痛	
杏仁 5	麻黄 5　桂皮 4	甘草 1.5

生薬ポイント

がっちりタイプの発熱性疾患に対する薬は麻黄を含み，石膏がない．麻黄には発汗作用があるが，石膏と一緒になると止汗作用になると言われる．麻黄湯27は麻杏甘石湯55（麻黄，杏仁，甘草，石膏）の石膏を桂皮に変えたもの．麻黄湯27は発熱に使用するが，麻杏甘石湯55は発熱時には通常使用しない．杏仁は咳を止める．よって麻黄湯27も麻杏甘石湯55も咳止めの効果がある．

Level UP

「麻」の字があれば麻黄含有漢方薬．麻黄湯27，麻黄附子細辛湯127，麻杏甘石湯55，麻杏薏甘湯78など．例外は升麻葛根湯101で升麻は麻黄ではなく，升麻という生薬．また，麻黄含有漢方薬で「麻」の字がないものは，越婢加朮湯28，葛根湯1，葛根湯加川芎辛夷2，五虎湯95，五積散63，小青竜湯19，神秘湯85，防風通聖散62，薏苡仁湯52．

風邪っぽい のどがチクチク
麻黄附子細辛湯 �127

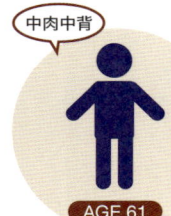

中肉中背
AGE 61

なんだかのどがいがらっぽい，のどがチクチクする感じ，まだ熱はないが，風邪の初期のような気がすると言って来院．そこで麻黄附子細辛湯�127をお湯に溶かして飲むように指示．3日分を与える．結局丸2日飲んで，のどのチクチク感は消えて，発熱もせず，軽快．

麻黄附子細辛湯

発汗・解熱	鎮痛	強く温める
麻黄 4	細辛 3	附子 1

生薬ポイント

麻黄附子細辛湯 �127 はのどチクの風邪に有効と言われる．麻黄剤の中ではもっとも優しいとも言われるが，実は麻黄の含有量は1日当たり4gで，葛根湯 ❶ や小青竜湯 ⑲ の1日当たり3gに比べると多い．漢方が生薬の足し算であることを実感する例である．麻黄附子細辛湯 �127 は麻黄湯 ㉗ の裏処方とも呼ばれ，一番優しい麻黄剤ということを意味している．㉗番と�127番で，番号の振り方も面白い．

Level UP

麻黄剤で，甘草を含まないものは，実は麻黄附子細辛湯 �127 だけである．麻黄附子細辛湯 �127 の名称は，構成生薬すべてを羅列している．構成生薬すべてを記載している漢方薬には，苓桂朮甘湯 ㊴，麻杏甘石湯 �55，芍薬甘草湯 �68，甘麦大棗湯 �72，麻杏薏甘湯 �78，大黄甘草湯 �84，苓姜朮甘湯 ⑱，苓甘姜味辛夏仁湯 ⑲ がある．

風邪っぽい 鼻水 小青竜湯 ⑲

やがっちり
AGE 54

花粉症のシーズンでもないのに，どうも鼻水が止まらない．少々ゾクゾクもするので風邪でも引いただろうか．体温はいつもよりはやや高め．そこで小青竜湯⑲を1日3回，温かいお湯に溶いて飲むように指示する．すると2日で鼻かぜもどきは消失したと喜んでいた．

小青竜湯

	甘草乾姜湯		気を鎮める	呼吸器
半夏 6	乾姜 3	甘草 3	桂皮 3	五味子 3
		注目！		
細辛 3	芍薬 3	麻黄 3		

生薬ポイント

　小青竜湯⑲は「麻」という字を含まない麻黄剤の1つ．青竜とは麻黄のことを指している．麻黄は1日量3gであるが，甘草と乾姜を含んでいることが魅力．甘草乾姜湯は冷えや水のアンバランス（水毒）を治し，小青竜湯⑲の他，柴胡桂枝乾姜湯⑪，苓甘姜味辛夏仁湯⑲，苓姜朮甘湯⑱，半夏瀉心湯⑭等に含まれる．麻黄という主役が，甘草乾姜湯という脇役を従えているのがこの処方の魅力．

Level UP

　越婢加朮湯㉘は1日6gと最大量の麻黄を含む漢方薬．越婢加朮湯㉘ではなく，鼻かぜに小青竜湯⑲を使うところがミソ．また五味子は呼吸器疾患向けの生薬で五味子を含む漢方薬には，小青竜湯⑲，苓甘姜味辛夏仁湯⑲，清暑益気湯⑯，清肺湯⑨，人参養栄湯⑩がある．

風邪っぽい お腹にきた 五苓散 ❼

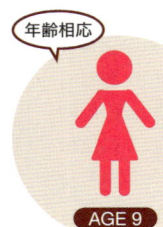

年齢相応

AGE 9

学校でノロウイルスが蔓延中．帰宅後よりお腹が痛くなり，下痢便に．そしてなんとなく熱っぽい．そこで五苓散 ❼ を 1/2 包内服させる．2 時間毎に飲ませ，3 回目の後には腹痛も楽になり，熱っぽさもなくなり，とても元気になる．翌日は学校に普段通りに行く．

五苓散

四苓湯				気を鎮める
沢瀉 4	蒼朮 3	猪苓 3	茯苓 3	桂皮 1.5

生薬ポイント

五苓散 ❼ は小児の特効薬で，ある意味万能薬．また水のアンバランス（水毒）を改善する王様の漢方薬．水毒を改善すると思われる 4 つの生薬（沢瀉・蒼朮・猪苓・茯苓）からなる四苓湯に桂皮を足したもの．四苓湯を含む漢方薬は五苓散 ❼ の他，胃苓湯 ⑮，茵蔯五苓散 ⑰，柴苓湯 ⑭ とすべて五苓散 ❼ に何かを加えたもの．五苓散 ❼ が水毒改善の薬の王様であることがわかる．

Level UP

さて，子どもの内服量に関して．日本の漢方は中国や韓国の使用量の数分の 1．よって，麻黄や大黄など，飲み過ぎると血圧の上昇や下痢などの不快な作用が起こる生薬を除けば，分量はいい加減でよいということになる．それで一応，小学生は 1/2，幼稚園は 1/3，それよりチビは 1/4 としている．

風邪 がっちりタイプ 麻黄湯❷⓻

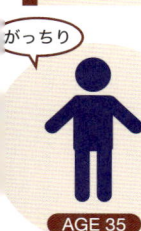

がっちり
AGE 35

昼頃から発熱し始める．その後 38 度近くになり，病院関係者にて即外来を受診した．汗はかいていない．そこで汗が出るまで，麻黄湯 ❷⓻ を 2〜3 時間毎にお湯に溶いて飲み，布団で休むように指示する．発汗後は柴胡桂枝湯 ❿ に変えるように伝える．翌日には元気に勤務に戻る．

麻黄湯

咳止め
杏仁 5

発汗・鎮痛
麻黄 5　桂皮 4

甘草 1.5

生薬ポイント

麻黄湯 ❷⓻ は麻黄が 5 g．越婢加朮湯 ❷⓼ の 6 g に次いで多い．麻黄がたくさん飲める人を実証，麻黄が飲めない人を虚証と簡単に考えるのがモダン・カンポウの立ち位置．麻黄が飲めないとは，胃がムカムカする，心臓がドキドキするなどの不快な作用を感じるということ．僕は風邪の漢方薬は実証から虚証に向かって，麻黄湯 ❷⓻，葛根湯 ❶，麻黄附子細辛湯 ❶❷⓻，香蘇散 ❼⓪ としている．

Level UP

　実は虚証・実証の定義はまちまち．そうであれば処方選択にとって有用な方法が最良．モダン・カンポウでは，西洋医が補完医療として保険適応漢方エキス剤を使用する．風邪にはよい西洋剤がないので，急性疾患でも漢方の出番は多い．消化機能が筋肉量にほぼ比例すると考え，漢方薬を選択しても極端な間違いはまずない．

風邪 ややがっちりタイプ 葛根湯❶

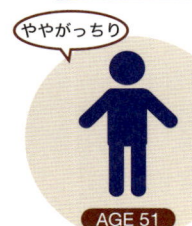

ややがっちり

AGE 51

突然なんとなく熱っぽくなる．汗なし．そこで葛根湯❶エキスを粉のまま水で飲んで，その後白湯をたくさん飲んだ．少々厚着をして，2時間毎に葛根湯❶を内服．3包内服後から汗が出だす．その後すっきりして終了．

葛根湯

桂枝湯 45

| 大棗 3 | 甘草 2 | 桂皮 2 | 芍薬 2 | 生姜 2 |

葛根 4　麻黄 3

生薬ポイント

葛根湯❶は桂枝湯㊺（桂皮・芍薬・甘草・大棗・生姜）に葛根と麻黄が加わったもの．桂枝湯㊺が入ると少々虚証向けになるので，麻黄湯㉗に比べれば少々虚証向けと理解できる．麻黄は痛み止めの効果もあり，昔は何にでも葛根湯❶を使用してうまくいった（落語の枕話に葛根湯医者がある）．桂枝湯㊺は虚弱な人の風邪薬である．それに葛根と麻黄が加わり，ややがっちりタイプの風邪薬に．

Level UP

困っている患者に漢方を勧めると，「以前に風邪に使って，効かなかった」と言われることが実は少なくない．葛根湯❶が登場する傷寒論（約1800年前）にも，汗がないときに使うことが記されている．基本原則は初期消火．風邪かなと思ったら，体格に合う漢方薬を飲んで，じわーっと汗をかく（微似汗）ことに成功すれば通常，軽快の道を進む．

風邪 やや弱々しいタイプ
麻黄附子細辛湯 ⑫⑦

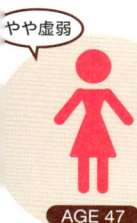

やや虚弱

AGE 47

なんとなく風邪っぽい．熱がある．まだ汗はない．そこで麻黄附子細辛湯 ⑫⑦ を内服させる．2 回の内服で汗が出るが，まだすっきりしない．そこで麻黄附子細辛湯 ⑫⑦ ＋桂枝湯 ㊺ を与える．2 日後には軽快．

麻黄附子細辛湯

発汗・解熱	鎮痛	強く温める
麻黄 4	細辛 3	附子 1

生薬ポイント

麻黄附子細辛湯 ⑫⑦ は麻黄と附子と細辛からなる漢方薬．附子は乾姜と並んで強力な熱薬．附子剤は高齢の人や，若くても冷えなどを訴える人に有効なことが多い．もっとも優しい麻黄剤と言われるので，風邪の時もやや虚弱タイプに用いる．汗が出た後は柴胡桂枝湯 ⑩ でもいいが，麻黄附子細辛湯 ⑫⑦ に桂枝湯 ㊺ を加えて，桂姜棗草黄辛附湯に似た処方として，それを使用している．

Level UP

麻黄附子細辛湯 ⑫⑦ ＋桂枝湯 ㊺ を数日内服しても，なんとなくすっきりしないときは麻黄附子細辛湯 ⑫⑦ ＋補中益気湯 ㊶ を使用している．また，風邪をこじらせてから来院する人も少なくない．そんなときに，よほど虚弱でない限りは麻黄附子細辛湯 ⑫⑦ ＋補中益気湯 ㊶ が喜ばれる．何より，西洋薬剤のように眠くなったりせず，仕事の効率が落ちない．

呼吸器｜消化器｜循環器｜泌尿器｜精神神経｜運動器｜婦人科｜耳鼻科｜眼科｜皮膚科｜高齢者｜子ども｜がん｜その他

風邪 弱々しいタイプ 香蘇散 ㊲

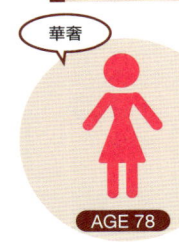

華奢
AGE 78

風邪を引いたと来院．なんとなく変だったが，今日から本格的に引いたように思う．そこで香蘇散 ㊲ を処方する．1日3回食前に飲むように指示．数日飲んですっかり楽になった．今まで飲んでいた西洋剤より断然いいと，すっかり漢方ファンになる．その後も，香蘇散 ㊲ を愛用し，風邪を撃退していると喜んでいる．

香蘇散

気のめぐり		消化器		
香附子 4	蘇葉 2	陳皮 2	甘草 1.5	生姜 1

生薬ポイント

香蘇散 ㊲ はいろいろ便利な薬．香附子と蘇葉という気持ちを晴らす生薬が入っているので，気のめぐりが悪いときに使用することが多い．そんな漢方薬が風邪にも有効．しかし困ったことに，保険病名には，胃腸虚弱で神経質の人の風邪の初期しかない．風邪の初期には本当に重宝する．体格が不明，虚実がわからない患者が風邪薬を希望すれば，迷わず香蘇散 ㊲ を処方している．

Level UP

風邪に香蘇散 ㊲ がなければ桂枝湯 ⑮ で代用可能．また香附子を含む漢方薬には川芎茶調散 ⑫④ や竹茹温胆湯 �91 のように，やはり風邪に有効なものもある．香附子を含めた生薬の足し算が漢方の魅力だが，香附子そのものにも魅力を感じてしまう．香蘇散 ㊲ で長引いたら参蘇飲 ⑥⑥ も選択肢．ともに蘇葉が含まれていることも面白い．

咳 麻杏甘石湯 �55

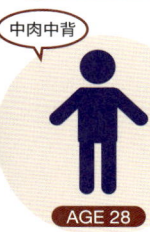

(中肉中背)
AGE 28

数日前から咳が出だして西洋剤を飲んでいるが，咳が止まらないと受診．麻杏甘石湯�55を数日処方する．飲んですぐに咳が楽になり，1日で咳がほぼ止まったと喜んでいる．西洋剤の咳止めも継続のまま，しばらく内服し終了．

麻杏甘石湯

強く冷やす	咳	鎮痛	
石膏 10	杏仁 4	麻黄 4	甘草 2

生薬ポイント

麻杏甘石湯�55は字のごとく，麻黄・杏仁・甘草・石膏が含まれている．石膏は黄連と並ぶ冷やす作用の生薬．だから通常の発熱で汗を出したいときは麻黄剤だが使用しない．体が冷えてしまうからだ．麻杏甘石湯�55の出番は何と言っても咳．杏仁にも咳止めの効果がある．

Level UP

構成生薬に杏仁があれば呼吸器用のヒント．杏仁を含む漢方薬は麻黄湯㊗，麻杏甘石湯�55，麻杏薏甘湯㊞，清肺湯㊼，苓甘姜味辛夏仁湯⑲，麻子仁丸⑯．麻子仁丸⑯の杏仁は咳止めというより便秘の改善作用に使用．仁には軽い瀉下作用がある．麻杏甘石湯�55の保険病名は，小児ぜんそくと気管支ぜんそくである．五虎湯�95は麻杏甘石湯�55＋桑白皮で，五虎湯�95の保険病名は，せき，気管支ぜんそくである．五虎湯�95は子どもに好まれる．

JCOPY 88002-181

こじれた咳
麻杏甘石湯㊺ + 小柴胡湯⑨

(中肉中背) AGE 32

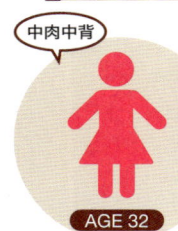

2週間前から風邪を引き，西洋薬でなんとか対処してきたが，咳だけが止まらない．そこで麻杏甘石湯㊺+小柴胡湯⑨を7日分処方．内服後，数日で咳は楽になり，7日待たずに軽快．本人はとても楽になったと喜んでいる．

麻杏甘石湯

石膏 10　　杏仁 4　　麻黄 4　　**注意** 甘草 2

+

小柴胡湯

柴胡 7　　半夏 5　　黄芩 3　　大棗 3　　人参 3
注意 甘草 2　　生姜 1

生薬ポイント

麻杏甘石湯㊺と小柴胡湯⑨に共通する生薬は甘草である．煎じ薬で漢方を併用するときは，重なる生薬は多い分量を採用する．つまりこの場合はともに甘草が2gにて，煎じ薬では2gとなる．ところが保険適応漢方エキス剤の場合は純粋に足し算することになるので，甘草が4gになる．甘草は2.5gを超えると，偽アルドステロン症に注意する．併用の場合は甘草の重複に要注意．

Level UP

麻杏甘石湯㊺+小柴胡湯⑨は，柴胡剤で麻黄剤ということになる．柴胡と麻黄を同時に有する漢方薬は神秘湯㊥だけ．神秘湯㊥は，麻黄・杏仁・厚朴・陳皮・甘草・柴胡・蘇葉である．厚朴と蘇葉という気剤の生薬も含んでいる．

神秘湯㊥の保険病名は，小児ぜんそく，気管支ぜんそく，気管支炎だ．

空咳 麦門冬湯 ㉙

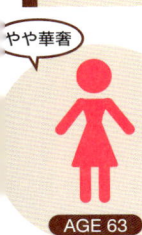

やや華奢
AGE 63

のどに潤いがなく，痰が出にくくて困ると来院．空咳を連発してしまうと訴える．そこで麦門冬湯 ㉙ を1包×3/日を処方．麦門冬湯 ㉙ で楽になれば，1日に数回飲んでも OK と言い添える．再診時，痰が出やすくなって楽になるが，効果は2時間ぐらい．でもとても楽になったと喜んでいた．

麦門冬湯

空咳
麦門冬 10　半夏 5　大棗 3　甘草 2　人参 2

粳米 5

生薬ポイント

麦門冬は潤いを付ける生薬で滋潤剤とも言われる．空咳を楽にする効果がある．また滋養作用もある．麦門冬を含有する漢方薬で咳に有効なものは，麦門冬湯 ㉙ の他，辛夷清肺湯 ⑭、滋陰降火湯 ㊽，滋陰至宝湯 �92，清肺湯 ⑩，竹茹温胆湯 �91 などがあり，滋養に効果があるものは，炙甘草湯 ㊽，温経湯 ⑯，清心蓮子飲 ⑪，清暑益気湯 ⑯，釣藤散 ㊼ である．

Level UP　麦門冬湯 ㉙ には麻黄も大黄も入っていない．効果があれば 3 食前の他に，頓服的に用いることも可能である．ほかに麦門冬湯 ㉙ は潤いをつけるので，かえって痰の量が増えることもある．ティッシュの使用量が増加するイメージである．また，腸管の潤いも付けるので，便通が良くなりすぎることもある．

がんこな咳
麻杏甘石湯�55＋麦門冬湯㉙

(中肉中背)

AGE 53

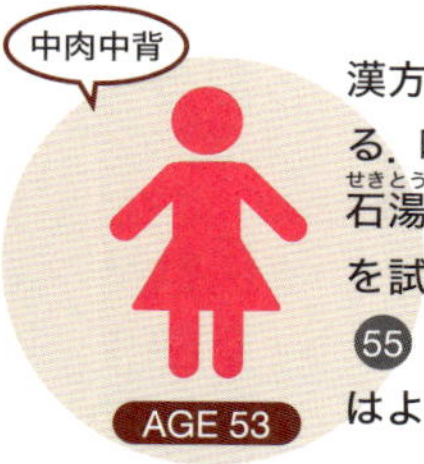

漢方ファンで，いろいろと漢方薬を自宅に保管している．咳が続いたので，以前に処方してもらった麻杏甘石湯�55を飲んだが，咳は残った．次に麦門冬湯㉙を試したが効かなかったと来院．そこで麻杏甘石湯�55＋麦門冬湯㉙として飲むように伝えると，今回はよく効いた．

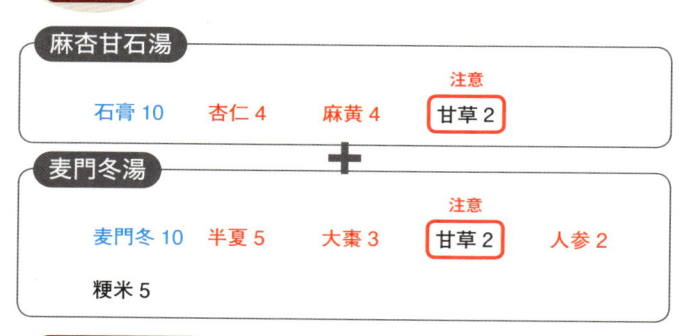

麻杏甘石湯

| 石膏 10 | 杏仁 4 | 麻黄 4 | 注意
甘草 2 |

＋

麦門冬湯

| 麦門冬 10 | 半夏 5 | 大棗 3 | 注意
甘草 2 | 人参 2 |

粳米 5

生薬ポイント

麦門冬湯㉙＋麻杏甘石湯�55でも甘草は4gとなる．長期投与は慎重に．麻黄の漫然とした長期投与は，麻黄に含まれるエフェドリンによる交感神経刺激作用で血圧の上昇を引き起こす．また甘草が多い場合は偽アルドステロン症を引き起こす．ともに徐々に生じるので「何か起これば中止」というスタンスで構わないが，何も起こらない方がお互いに安心．

Level UP

麻杏甘石湯�55の石膏を薏苡仁に変えたものが麻杏薏甘湯㊆である．
麻杏薏甘湯㊆の保険病名は，関節痛，神経痛，筋肉痛である．咳を止めるには石膏が重要であることがわかる．しかし麻黄剤であれば，そして杏仁があればさらに咳は軽減するので，麻杏薏甘湯㊆でも咳は鎮まる．

気管支拡張症 清肺湯(せいはいとう) ⑩

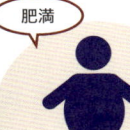

肥満

AGE 68

会社の社長．呼吸器内科で気管支拡張症と診断され，治療を受けているが，タバコを止める気は全くない．1日60本吸っている．本人はいつ死んでも構わないと豪語する．黄色い痰がたくさん出て苦しいのでなんとかして欲しい．そこで清肺湯⑩を与えると，次第にとても呼吸が楽になったと喜んでいる．

清肺湯

	呼吸器			排膿
当帰 3	麦門冬 3	茯苓 3	黄芩 2	桔梗 2
咳	気を鎮める			
杏仁 2	山梔子 2	桑白皮 2	大棗 2	陳皮 2
			呼吸器	
天門冬 2	貝母 2	甘草 1	五味子 1	生姜 1
竹筎 2				

生薬ポイント

清肺湯⑩は16の構成生薬からなる漢方薬．構成生薬数が多い漢方薬は徐々に効き，構成生薬数が少ない漢方薬には即効性がある．この患者でも徐々に，しかし確実に呼吸は楽になった．咳を出しやすくする麦門冬(ばくもんどう)や杏仁(きょうにん)，五味子(ごみし)．そして排膿作用がある桔梗(ききょう)などが揃っている．黄色い痰を出しまくる人は少ないが，そんな時に有効な漢方薬．

Level UP

以前は「タバコを止めなければ病院に来るな」と言い放っていた．確かにそういって，改心して，タバコを止めてくれるのなら，そういう発言も理にかなっている．しかし，このごろは呼吸器内科の医師が何度も説得し，僕も十分に説明しても禁煙しない患者では，それよりも，症状を楽にしてあげるのもいいのではと思っている．

清肺湯⑩の保険病名は，痰の多く出る咳．

COPD
補中益気湯㊹・人参養栄湯108

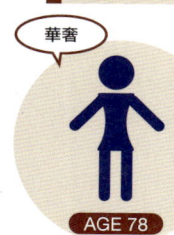

> 華奢
> AGE 78

COPDで酸素ボンベを手放せない．大便のみ酸素なしで行くが，すぐにチアノーゼになる．ともかく疲れて大変と訴える．そこで補中益気湯㊹を投与．4週間後に，「あれを飲むと元気が出て，外出の意欲が出る」と喜んでいる．その後人参養栄湯108に変更，3年間内服中．今も元気．

人参養栄湯

| 地黄4 | 当帰4 | 白朮4 | 茯苓4 | 桂皮2.5 |

参耆剤
| 人参3 | 黄耆1.5 | 遠志2 | 芍薬2 | 陳皮2 |

呼吸器
| 甘草1 | 五味子1 |

生薬ポイント

補中益気湯㊹は参耆剤の王様．疲れるというキーワードでどんな症状にも処方可能．柴胡剤でもあるので，こじれた状態（少陽病期）にも有効．呼吸器疾患に有効な麦門冬，五味子などは含まれていない．そこで呼吸器疾患向けの参耆剤である人参養栄湯108の使用も選択肢の1つ．人参養栄湯108には五味子が含まれている．人参養栄湯108には地黄も含まれるので，まれに地黄が胃に障る．

Level UP

気管支拡張症やCOPDで黄色い痰を出しまくっていれば清肺湯⑨，呼吸器内科の管理による痰の問題がなければ，補中益気湯㊹を処方している．漢方薬は生薬の足し算にて乱暴な言い方をすれば，「なんでも治る可能性がある」ことが魅力．西洋医学的病名からではなく，疲れのような患者の訴えから処方して著効することも多々ある．

喘息 麻杏甘石湯㊺ + 小柴胡湯❾

中肉中背

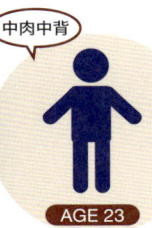

AGE 23

喘息で内科加療中．西洋薬剤を使用した上で，喘息の漢方薬を希望し来院．若く虚弱ではないので麻黄剤で問題ないと判断し，麻杏甘石湯㊺＋小柴胡湯❾を投与．毎食前4週間処方．再診時，発作の頻度が減ったというので，その後続行．血圧に注意するように本人にも伝える．

麻杏甘石湯

汗を止める　　　　　　咳
石膏 10　　麻黄 4　　杏仁 4　　甘草 2

小柴胡湯

柴胡剤　　　　　　　　　　　よくある組合せ
柴胡 7　　黄芩 3　　　　　大棗 3　　甘草 2　　生姜 1

元気に
人参 3　　半夏 5

生薬ポイント

麻杏甘石湯㊺は麻黄，冷やす石膏を含んでいる．石膏があるので，発熱の急性期には通常使用しない．小柴胡湯❾は柴胡剤の王様で柴胡と黄芩を含む，虚証向けの人参も含まれている．こじれた状態に使用する薬で併用に適している．がっちりしていれば麻杏甘石湯㊺＋大柴胡湯❽も選択肢の1つになる．

Level UP

主要な柴胡剤は実証から虚証に向けて，大柴胡湯❽，柴胡加竜骨牡蛎湯⑫，四逆散㉟，小柴胡湯❾，柴胡桂枝湯❿，柴胡桂枝乾姜湯⑪と言われる．乾姜は附子と並ぶ熱薬にて，柴胡桂枝乾姜湯⑪が虚証向けと理解する．桂枝湯㊺＋小柴胡湯❾が柴胡桂枝湯❿にて，桂枝湯㊺が加わると虚証用になるので，小柴胡湯❾より柴胡桂枝湯❿が虚証向けと理解できる．

喘息
補中益気湯㊶・十全大補湯㊽

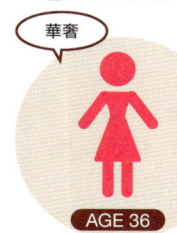

華奢 / AGE 36

喘息の発作が辛い．大人になってからの喘息．もちろん呼吸器内科的処置は行われている．発作の頻度が高く本当に辛い．そして疲れる．一瞥して本当に疲れている印象．そこで麻杏甘石湯�55や柴朴湯�96ではなく，十全大補湯㊽を選んだ．4週後に，ともかく疲れ方が違うと喜んでいる．楽になって闘病意欲が湧いてきた．

十全大補湯

四物湯 71				
地黄 3	芍薬 3	川芎 3	当帰 3	桂皮 3

四君子湯 75				
蒼朮 3	茯苓 3	人参 3	甘草 1.5	黄耆 3

生薬ポイント

参耆剤であればなんでもいい．10個ある参耆剤の中では補中益気湯㊶がもっとも使いやすい．次に十全大補湯㊽が頻用される．十全大補湯㊽は四物湯�71（当帰・芍薬・川芎・地黄）＋四君子湯�75（蒼朮・茯苓・人参・甘草・生姜・大棗）＋桂皮・黄耆．十全大補湯㊽の原典には，生姜と大棗をあとから足すと書いてある．保険適応漢方エキス剤には生姜と大棗は含まれていない．

Level UP

参耆剤は「ユンケル黄帝液の漢方バージョンみたいなイメージだよ」と患者さんに説明している．気力体力を増すということをわかりやすく説明する知恵である．補中益気湯㊶と十全大補湯㊽が使えるようになって，他の参耆剤8つに応用範囲を広げる戦略でオーケー．

喘息 柴朴湯(さいぼくとう)❾❻

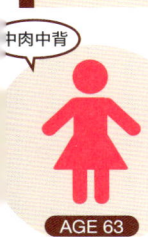

中肉中背
AGE 63

昔から喘息．西洋薬剤使用中．発作の頻度を減らしたいと来院．精神的に疲れると発作が出る．発作の前に咽の違和感を感じると言う．そこで柴朴湯❾❻を投与．数ヵ月して次第に発作の頻度は軽減する．

柴朴湯

半夏厚朴湯 16				
生姜 1	半夏 5	茯苓 5	厚朴 3	蘇葉 2
小柴胡湯 9				
柴胡 7	黄芩 3	大棗 3	人参 3	甘草 2

生薬ポイント

柴朴湯❾❻は半夏厚朴湯❶❻+小柴胡湯❾．半夏厚朴湯❶❻+他の柴胡剤という選択肢もあるが，柴朴湯❾❻は保険適応漢方エキス剤で，一包として使用できる．最初から特別に他の柴胡剤と合わせたい時や，柴朴湯❾❻で効かない時などは，半夏厚朴湯❶❻+他の柴胡剤を考慮する．また小柴胡湯❾+五苓散❶❼は柴苓湯❶❶❹，小柴胡湯❾+小陥胸湯が柴陥湯❼❸である．

Level UP

気管支喘息の体質改善に漢方はとてもいい．発作の頻度が減少する．体質を改善するのだから，気長に飲んでもらう．4週間処方し，特別な不利益がなければ，またちょっとでもいい感触があれば続行である．精神的な要素で発作が起こるような喘息には柴朴湯❾❻は有効である．

柴朴湯❾❻の保険病名は，小児ぜんそく，気管支ぜんそく，気管支炎，せき，不安神経症である．

呼吸器／消化器／循環器／泌尿器／精神神経／運動器／婦人科／耳鼻科／眼科／皮膚科／高齢者／子ども／がん／その他

便秘 潤腸湯�51・麻子仁丸㉖

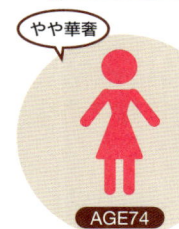

やや華奢 / AGE74

便秘の漢方を希望して来院．いままで漢方を飲んだ経験がないので，虚証か実証か不明．そこで麻子仁丸㉖を定石に沿って使用しようかとも思ったが，麻子仁丸㉖は大黄が4gにて，大黄が2gで虚証向けの潤腸湯�51を選んだ．再診時，とても快便．

潤腸湯

地黄 6	当帰 3	黄芩 2	枳実 2	甘草 1.5
	下剤	仁は軽い下剤		
厚朴 2	大黄 2	桃仁 2	麻子仁 2	杏仁 2

生薬ポイント

便秘の第一選択はフローチャート漢方治療では麻子仁丸㉖．潤腸湯�51でもいいが，麻子仁丸㉖の方が広く採用されている．そんな汎用性も兼ねてフローチャート漢方薬治療は作られている．潤腸湯�51は大黄の量が2gと少なく，麻子仁丸㉖で効き過ぎる方にも使用できる．潤腸湯�51は10種の構成生薬からなっているので，耐性ができにくい．

Level UP

便秘の漢方薬を飲む時間は，最初の処方時は就寝前とするが，実は適当．むしろ患者さんがいつ飲めば快適な便がでるかがわかるようになる．朝飲んだ方が気持ちいい便が出る人もいる．朝晩飲んだ方がいい人もいる．便秘の漢方薬は本人の便通の具合で適宜飲んでもらうことで十分．
　潤腸湯�51の保険病名は，便秘のみである．

便秘 桂枝加芍薬大黄湯 ⓭

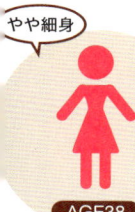

やや細身
AGE38

子供の頃から便秘．試しに漢方薬を飲んでみたいと受診．冷え性もあるというので桂枝加芍薬大黄湯 ⓭ を就寝前に1包投与．4週間後の再診で，とっても調子がいい．25年間の便秘が解消したと，ハイテンションで喜んでいる．その後はほぼ毎日内服し，快適な生活を送っている．

桂枝加芍薬大黄湯

桂枝湯 45
増量
| 芍薬6 | 桂皮4 | 大棗4 | 甘草2 | 生姜1 |

下剤
| 大黄2 |

生薬ポイント

桂枝加芍薬大黄湯 ⓭ は桂枝湯 ㊺ に芍薬を増量した桂枝加芍薬湯 ㊿ に，大黄を加えたもの．桂枝湯 ㊺ は桂皮・芍薬・甘草・大棗・生姜の5種の生薬からなる漢方の基本処方の1つ．芍薬を増量すると，腸の薬に変身する．それに快便を誘導する大黄を加えたものである．温めて下す薬（温下の祖剤）と言われ，冷えを伴うときなどには冷えを含めていろいろな症状が改善する．

Level UP

大黄は瀉下作用だけでなく，消炎・鎮静・抗炎症・駆瘀血作用などがある．だから，大黄含有漢方薬で便通を整えるといろいろな症状が軽快する．また下剤の主薬・大黄以外に脇役がたくさん揃っているので広範な訴えが改善する．
桂枝加芍薬大黄湯 ⓭ の保険病名は，急性腸炎，大腸カタル，常習便秘，宿便，しぶり腹．

便秘 大黄甘草湯 ❽❹

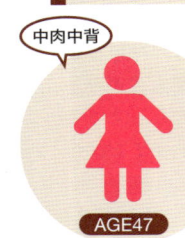

中肉中背

ときどき便秘で頓服的な漢方薬を希望．大黄甘草湯❽❹を適宜便秘時に飲むように処方．再診時，頑固な便秘の時，大黄甘草湯❽❹を飲むと気持ちよく排便があると喜んでいる．毎日飲む必要はないそうだ．

AGE47

大黄甘草湯

下剤

大黄 4　　甘草 2

生薬ポイント

大黄甘草湯❽❹に芒硝を加えると調胃承気湯❼❹になる．大黄甘草湯❽❹は大黄と甘草の2種類の生薬からなる．漢方薬は生薬の足し算にて基本的に2種類以上の生薬が含有されている．ツムラ保険適応漢方エキス剤では1種類のものはない．【生薬2つ】は他に，芍薬甘草湯❻❽と桔梗湯❶❸❽（桔梗＋甘草）．【生薬1つ】は，独参湯（人参），将軍湯（大黄），甘草湯など．

Level UP

生薬が少ない漢方薬はすぐに効くが，漫然と飲んでいると耐性ができやすい．生薬の多い漢方薬は，ゆっくり効き，体質を改善し，耐性ができにくいというイメージ．大黄甘草湯❽❹は飲み続けると効かなくなるので，連日飲む時は麻子仁丸❶❷❻や潤腸湯❺❶．

大黄甘草湯❽❹の保険病名は便秘症で，麻子仁丸❶❷❻や潤腸湯❺❶，調胃承気湯❼❹は便秘．つまらないことがどうも気になる．

便秘 桃核承気湯 �61

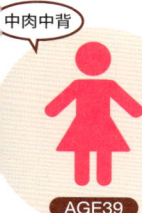

中肉中背 **AGE39**

便秘の漢方薬を希望．麻子仁丸 ⑫6，桂枝加芍薬大黄湯 ⓭4 などを試すが，もっとスカッと出したい．排便は得られるが，もっとスカッとしたい．そこで桃核承気湯 �61 を投与．就寝前に処方するも，本人の希望で毎食前に3回飲んで丁度いい．「バナナのような便が出て最高」と．

桃核承気湯

	駆瘀血剤	調胃承気湯 74		
桂皮 4	桃仁 5	大黄 3	甘草 1.5	芒硝 0.9

生薬ポイント

大黄甘草湯 ㊼ に芒硝を加えたものが調胃承気湯 ㊹．それに桂皮と桃仁を加えたのが桃核承気湯 �61．桃仁や大黄には駆瘀血作用もあるので，大黄と芒硝を含む承気湯類でかつ駆瘀血作用も強力といったイメージ．駆瘀血剤は女性だけのものではないので男性にももちろん使用可能．

Level UP

大黄を含む駆瘀血剤は，桃核承気湯 �61 の他，通導散 ⑮，大黄牡丹皮湯 ㉝ など．便秘は実証のサインの1つにて大黄含有漢方薬は概して実証用．また「承気」という字は，気を晴らすという意味．確かに，承気湯類で便秘を治すと気分が最高という人が少なからずいる．

桃核承気湯 �61 の保険病名は，月経不順，月経困難症，月経時や産後の精神不安，腰痛，便秘，高血圧の随伴症状（頭痛，めまい，肩こり）．

便秘 大承気湯 ⑬

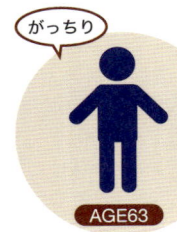

(がっちり)
AGE63

便秘の薬をいろいろ試しているがどれもすっきり感がないと漢方を希望．お腹が少々痛くなっても，腸が空っぽになるように，気持ちよく排便したい．そこで大承気湯 ⑬ を就寝前に飲んでもらう．効かない時は朝にも飲むように．すると1包で快便が得られたと．

大承気湯

気のめぐり
厚朴 5　　枳実 3

承気湯類
大黄 2　　芒硝 1.3

生薬ポイント

承気湯類とは大黄と芒硝を含む漢方薬．【大黄と芒硝を含む漢方薬】は大承気湯 ⑬，調胃承気湯 ⑭，桃核承気湯 ㉑，大黄牡丹皮湯 ㉝，通導散 ⑮，防風通聖散 ㉒ である．芒硝も加わるので大黄の瀉下効果が増強される．「承気」という字がついていない大黄と芒硝を含む漢方薬の使用時はちょっと注意．つまり強い瀉下作用があるから．

Level UP　大承気湯 ⑬ は便秘のためだけの薬と思われがち．しかし昔の本をみると大柴胡湯 ⑧ と同じくらいの分量の記載がある．つまり瀉下の他，消炎，抗炎症，鎮静，駆瘀血作用など幅広い用途に使用できる．

　実際に大承気湯 ⑬ の保険病名は，常習便秘，急性便秘，高血圧，神経症，食当りとなっている．

大黄で腹痛 加味逍遙散 ㉔

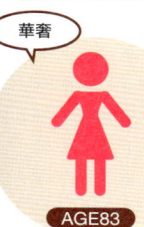

華奢

AGE83

便秘があるというので定石に従って麻子仁丸 ⑫⑥ を処方したら，腹痛を伴って辛いと訴える．そこで加味逍遙散 ㉔ を毎食前に飲んでもらうことにする．再診時，今度の薬は快便となり，かつ，お腹が痛くないので気持ちがいいと喜んでいる．

加味逍遙散

瀉下作用

| 柴胡3 | 芍薬3 | 蒼朮3 | 当帰3 | 茯苓3 |
| 山梔子2 | 牡丹皮2 | 甘草1.5 | 生姜1 | 薄荷1 |

生薬ポイント

便秘に加味逍遙散 ㉔ を使用する根拠は柴胡を含むから．柴胡含有漢方薬には軽い瀉下作用があるので，麻子仁丸 ⑫⑥ や潤腸湯 ㊶ といった優しい大黄剤でも腹痛がくる人には選択肢の１つになる．数ある柴胡剤の中でも加味逍遙散 ㉔ は軽い瀉下作用を期待するときに使いやすい印象がある．

Level UP 柴胡を含む漢方薬であれば軽い瀉下作用があるので加味逍遙散 ㉔ に固執する必要はない．小柴胡湯 ⑨ は子どもの便秘には頻用される．他の黄芩と柴胡を含む柴胡剤（通常「柴」という文字を含む）でもよい．大柴胡湯 ⑧ は柴胡・黄芩に加えて大黄も含む．しかし，大柴胡湯 ⑧ を含めてどの柴胡剤にも保険病名に便秘はない．

イレウスのよう 大建中湯⑩

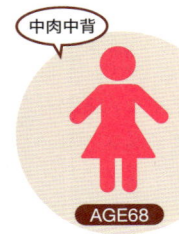

中肉中背 AGE68

大腸の手術をしてからイレウス様症状を繰り返している．入院するほどではないが，お腹が張り，ガスが出なくなって，なんとか排便があると，楽になる．そんなことを頻回に繰り返している．そこで大建中湯⑩を1包毎食前に処方する．飲んだ方が断然楽だと嬉しそう．

大建中湯

強く温める	元気に	腸を動かす	
乾姜5	人参3	山椒2	膠飴

生薬ポイント

大建中湯⑩はツムラでもっとも売れている漢方薬の1つ．消化器外科では認知度が高い．山椒含有で，消化管の運動が亢進するのは当たり前．山椒のきいた麻婆豆腐を食べた翌日は下痢をする．大建中湯⑩は温める作用の強力な乾姜と，元気をつける人参を含んでいることが大切．膠飴はエキス剤では粉末飴で代用．膠飴の分量が増え，1回2包が基本．しかし1包でも結構有効．

Level UP

大建中湯⑩が消化機能の改善効果があるかの臨床研究が進んでいる．そんな大建中湯⑩とプラセボでのRCTで差が出れば，次には大建中湯⑩と山椒を比べてもらいたい．差が出なくても別に嫌いにはならない．大建中湯⑩の魅力は山椒以外の乾姜・人参・膠飴にある．いろいろなエンドポイントで比較してもらいたい．

子どもの便秘 小柴胡湯 ❾

年齢相応

AGE8

最近便秘と,「ウンチが出なくてお腹が痛くなる」と訴える.そこで小柴胡湯 ❾ を寝る前に 1 包処方.すると快便となった.適当に飲むように指示して終了.その後は,飲まなくてもいい日がほとんどで,たまに使うことがある.親子とも喜んでいる.

小柴胡湯

瀉下作用

柴胡 7　　半夏 5　　黄芩 3　　大棗 3　　人参 3

甘草 2　　生姜 1

生薬ポイント

小柴胡湯 ❾ に含まれる柴胡の軽い瀉下作用を期待しての処方方法.他にも柴胡を含有する漢方薬は多々あるが,小柴胡湯 ❾ がどこでも常備されており,かつどの子も飲めるのでファーストチョイスにしている.子どもの便秘はあまり多い訴えではないので,出番はまれ.でも喜ばれる.

Level UP

漢方薬は生薬の足し算にて,どんな症状でも治る可能性があり,何でも起こる可能性がある.つまり,反対の結果も起こりうる.小柴胡湯 ❾ で快便を期待して,かえって便秘となったこともある.いろいろと試すことが漢方を手にすると何より楽しい.

小柴胡湯 ❾ の保険病名は,諸種の急性熱性病,肺炎,気管支炎,感冒,胸膜炎・肺結核などの結核性諸疾患の補助療法,リンパ腺炎,慢性胃腸障害,産後回復不全,慢性肝炎における肝機能障害の改善となっている.

慢性下痢 真武湯㉚

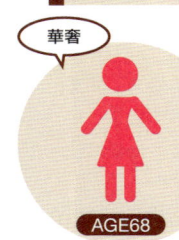

華奢 AGE68

6ヵ月前から下痢．消化器内科で諸検査を行うが異常なし．いろいろな西洋剤も無効．そこで漢方を希望．定石に従い真武湯㉚を投与．アツアツのお湯に溶かして食前に飲ませる．4週間では不変．しかしおいしいと．そこで3ヵ月続行．なんとなく便が形になり1年継続．その後は適当に内服．

真武湯

利水剤　　　　　　　　　　　　　　　　　　　　**強く温める**

茯苓4　　蒼朮3　　芍薬3　　生姜1.5　　附子0.5

生薬ポイント

真武湯㉚は附子剤の代表．遙か昔は玄武湯と呼んでいた．附子は強い熱薬．茯苓や蒼朮は水分のアンバランスを治す生薬．つまり真武湯㉚は温めて水分のアンバランスを治すといったイメージ．高齢者は概して冷えている．若くても冷えを訴えると真武湯㉚が有効なことがある．慢性下痢では気長に処方する．気力が増すという患者もいる．

Level UP

アツアツで飲む方法を熱服という．特に慢性の下痢に真武湯㉚を使用するときには熱服での内服が大切．保険適応漢方エキス剤に熱湯を入れてもいいし，電子レンジで加熱しても大丈夫．ともかく，慢性の下痢に真武湯㉚を使用するときは，食前にアツアツの漢方薬をフーフーしながら飲むことが大切．

慢性下痢 人参湯㉜

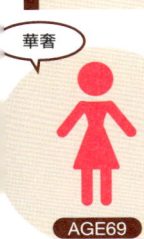

華奢
AGE69

消化器内科での投薬は無効．慢性下痢のファーストチョイスである真武湯㉚の熱服も無効．そこで人参湯㉜を投与．これも4週間であまり代わり映えしないが，真武湯㉚と比べてちょっといいようだ．そこで続行．次第に下痢は治まる．

人参湯

乾姜甘草湯
<u>乾姜3　　甘草3</u>　　蒼朮3　　人参3

生薬ポイント

人参湯㉜は字のごとく生薬の朝鮮人参を含む故に与えられた名前．他に乾姜と蒼朮，甘草から構成される．【人参と乾姜を含む漢方薬】は，人参湯㉜の他に，黄連湯⑫⓪，桂枝人参湯�82，大建中湯⑩⓪，大防風湯�97，当帰湯⑩②，半夏瀉心湯⑭，半夏白朮天麻湯�37．どれも下痢や腹痛に効きそう．ちなみに桂枝人参湯�82は人参湯㉜に桂皮を加えたもので，頭痛にも効果アリ．

Level UP

人参湯㉜には甘草が1日量で3g含まれる．2.5gを超えるので，慢性下痢などで長期的に投与をするときには偽アルドステロン症に注意．西洋医学で軽快しないような慢性下痢が漢方でスカッと治ることはまれ．「なんとなくいいかな」の延長に軽快感が訪れる．長期処方となるので，不快な作用には気をつけよう．

慢性下痢 真武湯㉚＋人参湯㉜

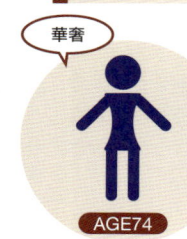

華奢 AGE74

西洋医学で軽快しない慢性下痢．定石に従って真武湯㉚を処方するも無効．次に人参湯㉜を処方するも無効．そこで真武湯㉚＋人参湯㉜を処方すると，4週間後にすこしいいような気がする．そこで続行し次第に軽快．

真武湯

利水剤　　　　　　　　　　　　　　　　　　　　　　強く温める
茯苓 4　　蒼朮 3　　芍薬 3　　生姜 1.5　　附子 0.5

＋

人参湯

強く温める
乾姜 3　　甘草 3　　蒼朮 3　　人参 3

生薬ポイント

真武湯㉚＋人参湯㉜は温める生薬の王様である乾姜と附子を含んでいる．【保険適応漢方エキス剤で乾姜と附子を含むもの】は大防風湯�97しかない．つまり，温める作用がとても強いということ．慢性下痢を訴える人はお腹が冷えてといることが多い．理にかなっている．また腹巻きの併用も効果的．

Level UP

漢方薬は生薬の足し算の結晶にて，通常は1剤で使用する．また歴史的に相性がいい漢方薬は併用することもある．複数の漢方薬を併用すると効きが悪くなることがある．また多数の漢方薬を併用すると効かなくなる．実は大切なことは生薬数である．あまりにも多い生薬数になると効かなくなる．真武湯㉚＋人参湯㉜は8つの生薬数にしかならない．

慢性下痢 大建中湯 ⓴

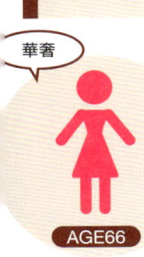

華奢

AGE66

西洋医学で無効な慢性下痢．漢方でも手強い．定石に従って，真武湯㉚，人参湯㉜，真武湯㉚＋人参湯㉜はどれも無効．そこで大建中湯⓴を1包×3/日食前に投与．今回はなんとなく違うと．そこで気長に大建中湯⓴を投与．次第に軽快．しかしストレスが加わると今でも下痢をする．

大建中湯

強く温める		腸を動かす	
乾姜 5	人参 3	山椒 2	膠飴

生薬ポイント

大建中湯⓴は便を軟らかくするイメージ．慢性下痢に使用することは反対の作用のようにも思える．ところが大建中湯⓴が有効なことがある．イレウスなどに使用するときは2包×3/日が通常量だが，今回は少なめの1包×3/日とした．乾姜と人参は人参湯㉜に含まれている．すると有効成分は山椒と膠飴だったのか．実際のところは不明．

Level UP

慢性下痢のときには用量依存性がないことを経験する．むしろ少量の方が有効ということを経験する．真武湯㉚の1包を3回に分けて毎日飲んだ方が有効だったりするということがある．実際この症例でも，大建中湯⓴が1包で有効だった．かえって2包飲むと良くないと．カンポウには用量依存性がないこともある．

高級胃薬 半夏瀉心湯 ⓮

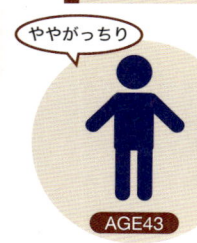

> ややがっちり
> AGE43

ときどき胸焼けがして市販の胃薬を飲んでいる．なにかいい漢方薬はないかと相談にくる．そこで定石通りに半夏瀉心湯 ⓮ を毎食3回与える．再診時にとても胸焼けが楽になったと．今は頓服的に飲んでいるとのこと．希望に従って処方を継続．

半夏瀉心湯

	瀉心湯類	強く冷やす	強く温める	
半夏 5	黄芩 2.5	黄連 1	乾姜 2.5	甘草 2.5
大棗 2.5	人参 2.5			

生薬ポイント

半夏瀉心湯 ⓮ は胃の症状に対する代表的漢方薬．ヒントとなる腹部所見も心下痞鞕（心窩部の圧痛）．一方で胸脇苦満（肋骨弓下の圧痛）は小柴胡湯 ❾ など柴胡剤のヒント．心窩部と肋骨弓下は隣同士．実際に半夏瀉心湯 ⓮ の黄連を柴胡に，乾姜を生姜に変えると小柴胡湯 ❾（半夏，黄芩，生姜，甘草，大棗，人参，柴胡）になる．半夏瀉心湯 ⓮ と小柴胡湯 ❾ は親戚処方．

Level UP

小柴胡湯 ❾ はこじれた状態（少陽病期）の万能薬．親戚処方の半夏瀉心湯 ⓮ も実は同じ．小柴胡湯 ❾ で無効なとき，半夏瀉心湯 ⓮ を使用するのはモダン・カンポウの鉄則．

半夏瀉心湯 ⓮ の保険病名は，急・慢性胃腸カタル，醗酵性下痢，消化不良，胃下垂，神経性胃炎，胃弱，二日酔，げっぷ，胸やけ，口内炎，神経症と広範．ストレージGは半夏瀉心湯 ⓮．

高級胃薬 安中散 ❺

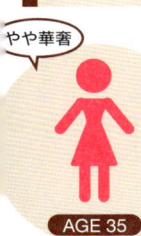

やや華奢

AGE 35

消化器内科に通院中．胸焼けと胃痛の薬が欲しいといって来院．そして話を聴くと生理痛も激しいとのこと．そこで安中散❺を毎食前3回処方．4週間後の再診時には，胃痛も，そして生理痛も楽になって嘘のようと喜んでいる．

安中散

	鎮痛	消化器		
桂皮 4	延胡索 3	茴香 1.5	縮砂 1	良姜 0.5
牡蛎 3	甘草 1			

生薬ポイント

安中散❺の魅力は，延胡索にある．延胡索は鎮痛作用があるので，胃痛や生理痛にも有効．また茴香はインド料理にも出てくるファンネルのことで，おならを減らし，臭いを取る作用もある．面白いことに茴香，縮砂，延胡索，良姜はツムラ保険適応漢方エキス剤に限ると安中散❺にしか含まれていない．

Level UP

安中散❺は市販の武田漢方胃腸薬A®，ストレージ®タイプI，大正漢方胃腸薬®などにも含まれるぐらい汎用性が高い．安中散❺はやや虚証向けだが，胃痛や生理痛には，体格に関係なく使用可能．
安中散❺の保険病名は，神経性胃炎，慢性胃炎，胃アトニーで，生理痛などの記載はない．

高級胃薬 人参湯(にんじんとう)㉜

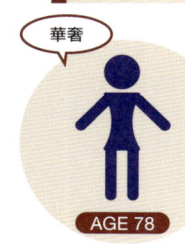

華奢 AGE 78

脳梗塞の既往があり，歩き方がぎこちない．口角からよだれが落ちる．そして胸焼けして食欲がないと受診．そこで人参湯㉜を4週間食前に処方した．するとなんとなく楽になったと．人参湯㉜を続行し，次第に元気になる．

人参湯

甘草乾姜湯			元気に
乾姜3	甘草3	蒼朮3	人参3

生薬ポイント

人参湯㉜は甘草乾姜湯（甘草・乾姜）を含み，冷えと水毒に対処する．【甘草乾姜湯を含む漢方薬】は，黄連湯⑫、桂枝人参湯㉒，柴胡桂枝乾姜湯⑪，小青竜湯⑲，大防風湯�97，当帰湯⑫，人参湯㉜，半夏瀉心湯⑭，苓甘姜味辛夏仁湯⑲，苓姜朮甘湯⑱の10種類である．

Level UP

敢えて消化管の有効部分のイメージを言うと，人参湯㉜は胃がメイン，真武湯㉚は腸がメインに働く．逆に使用して軽快することもあるので，あくまでもヒント．虚弱者向けの胃薬は人参湯㉜というイメージ．

人参湯㉜の保険病名は，急性・慢性胃腸カタル，胃アトニー症，胃拡張，悪阻，萎縮腎となっている．

過敏性腸症候群（IBS）
桂枝加芍薬湯 ❻⓿

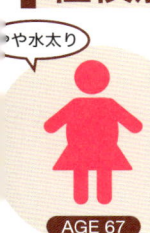

AGE 67
や水太り

3年前からIBSと診断されている．外に出ようと思うと排便したくなるのが嫌で最近は電車やバスには乗っていない．桂枝加芍薬湯❻⓿を食前に投与．4週間で不変だが続行．次第に外出の範囲が広がる．2年後には電車に乗れるようになる．しかし，いつもなにか自分の体調の不満を言って帰る．

桂枝加芍薬湯

増量　　　　　　　　桂枝湯 45

| 芍薬6 | 桂皮4 | 大棗4 | 甘草2 | 生姜1 |

生薬ポイント

桂枝湯❹❺に芍薬を増量したものが桂枝加芍薬湯❻⓿．芍薬の量は桂枝湯❹❺が1日量で4g，桂枝加芍薬湯❻⓿が，その1.5倍の6g．芍薬が1.5倍になるだけで，虚弱な人向けの風邪薬が，腸の薬になることが面白い．芍薬含有漢方薬を，なにも考えずに桂枝湯❹❺に併用すると風邪薬が胃腸薬になるかもしれないので要注意．

Level UP

実際に生薬のバランスを気にするのは桂枝湯❹❺と桂枝加芍薬湯❻⓿の場合だけで，ほかの生薬は2倍になっても作用が特別に変化することは少ない．2剤併用するときに生薬レベルにまで考えて考慮することはまれ．
桂枝加芍薬湯❻⓿の保険病名は，しぶり腹と腹痛である．

イボ痔 乙字湯 ❸

(がっちり)

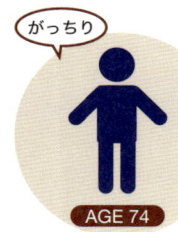

AGE 74

昔からイボ痔．手術はまだしたくない．少しでも楽になる漢方薬を試したい．やや便秘気味．そこで乙字湯❸を処方．排便が規則正しくなり，そしてイボ痔が大分いいと．しかし，消失した訳ではない．あまり困れば手術をするようにといつもお話している．

乙字湯

駆瘀血剤：当帰 6、大黄 0.5
ベストマッチ：柴胡 5、黄芩 3
甘草 2
注目：升麻 1

生薬ポイント

乙字湯❸は構成生薬を見ると幅広く応用できそうに思える．柴胡と黄芩があり，当帰と大黄という駆瘀血作用の生薬がある．升麻は升提作用といって，下がってきた物を持ち上げると信じられていた．子宮脱，膀胱脱，直腸脱などにも使用したそうだ．僕にはイボ痔以外の著効例はない．升麻は補中益気湯 ㊶ にも含まれており，保険病名に脱肛がある．

Level UP

乙字湯❸の保険病名はキレ痔，イボ痔しかない．生薬レベルからはいろいろ効きそうに思えるが，確かに臨床でも乙字湯❸を痔疾患以外に使うことはない．乙字湯❸は大黄を含むので，乙字湯❸で下痢をする人では，かえってイボ痔が悪化する．そんなときは桂枝茯苓丸㉕を使用している．

イボ痔 桂枝茯苓丸 ㉕

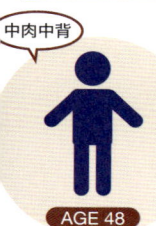

中肉中背 AGE 48

イボ痔の薬が欲しいと来院．定石に従って乙字湯 ❸ を処方したが，下痢となりつらい．そこで桂枝茯苓丸 ㉕ に変更．次第に脱肛の頻度は低下，前よりもずっと楽になったと喜んでいる．

桂枝茯苓丸

気を鎮める
桂皮 3　　茯苓 3

芍薬 3

駆瘀血剤
桃仁 3　　牡丹皮 3

生薬ポイント

桂枝茯苓丸 ㉕ は実証向けの駆瘀血剤の代表．もっと実証向けは大黄を含む桃核承気湯 ㉛．桃仁，牡丹皮，紅花，大黄，当帰などの駆瘀血効果がある生薬を2つ以上含めば駆瘀血作用が強い薬といえる．【実証向けの駆瘀血剤】は，桂枝茯苓丸 ㉕（桃仁，牡丹皮），桃核承気湯 ㉛（桃仁，大黄），大黄牡丹皮湯 ㉝（大黄，牡丹皮），通導散 ⓧ⓪⑤（大黄，当帰，紅花）など．

Level UP

痔疾患も昔は瘀血（古血の溜まり）と考えた．確かに痔静脈叢のうっ血にて，古血の溜まりともいえる．桂枝茯苓丸 ㉕ の保険病名にも痔疾患がある．他の駆瘀血剤でも痔疾患を治療できる．

桂枝茯苓丸 ㉕ の保険病名は，子宮並びにその付属器の炎症，子宮内膜炎，月経不順，月経困難，帯下，更年期障害（頭痛，めまい，のぼせ，肩こり等），冷え症，腹膜炎，打撲症，痔疾患，睾丸炎と多彩．

繰り返すイレウス 大建中湯 ⑩

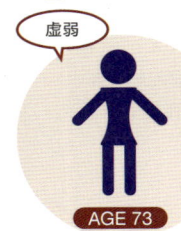

虚弱

AGE 73

腸閉塞（イレウス）で手術や入院を繰り返している．大建中湯⑩を毎食前に２包飲むようになってから，入院の頻度が減少したと喜んでいる．

大建中湯

強く温める　　　　　　　　　　　　　**建中湯類**
乾姜5　　人参3　　山椒2　　膠飴

生薬ポイント

膠飴を含む漢方薬は建中湯と呼ばれる．大建中湯⑩，小建中湯�89，（桂枝加芍薬湯⑩＋膠飴），黄耆建中湯�98（小建中湯�89＋黄耆）である．例外的に，膠飴を含まない建中湯は当帰建中湯⑬（桂枝加芍薬湯⑩＋当帰）．傷寒論の時代に参耆剤はまだ存在しない．そんな時代に体力を付けるべく用意されたのが建中湯類に思える．

Level UP

建中湯類はすべて傷寒論の時代，つまり約1800年前の後漢の時代には登場している．悠久の月日を感じる．大建中湯⑩は乾姜，人参，山椒を煎じてから，最後に膠飴を加えて作っている．

大建中湯⑩の保険病名は，腹が冷えて痛み，腹部膨満感のあるものとなっている．

繰り返すイレウス　中建中湯（ちゅうけんちゅうとう）

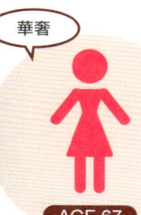

華奢
AGE 67

腹部手術後にイレウスで入退院を繰り返す．大建中湯⑩を以前から飲んでいるがイレウスの発生頻度が減らないため中建中湯（大建中湯⑩＋桂枝加芍薬湯㊿）を食前に3回開始．大建中湯⑩単独との差異を感じないが，長く飲むと入退院やイレウスの頻度が減った気がする．

大建中湯
乾姜5　　人参3　　山椒2　　膠飴

桂枝加芍薬湯
＋
小建中湯99
芍薬6　　桂皮4　　大棗4　　甘草2　　生姜1

生薬ポイント
大建中湯⑩も小建中湯㊾も膠飴含有．膠飴はツムラエキス剤では粉末飴で代用している．大塚敬節先生は大建中湯⑩は急性期のイレウスに，慢性期のイレウスには中建中湯を使用．中建中湯とは煎じ薬で大建中湯⑩＋小建中湯㊾のこと．保険適応漢方エキス剤では膠飴の二重投与となるので，大建中湯⑩＋桂枝加芍薬湯㊿を使用する．

Level UP
大建中湯⑩は消化器外科領域では頻用されているが，実は大建中湯⑩を内服してもイレウスに悩まされているという相談は多い．そんなときに大建中湯⑩＋桂枝加芍薬湯㊿（食前に各1包）は，有益な可能性がある．

口内炎 桔梗湯 ⓲

中肉中背 / AGE 39

口内炎がよくできる．内科で検査・相談したが，問題ないと言われ，漢方薬を希望．水に桔梗湯⓲を入れ，電子レンジで温め完全に溶解させ，その後冷蔵庫で冷やし，頻回に（15分毎），うがいしながら飲み込むように伝える．再診時，とても楽になって最高と．

桔梗湯

甘草 3　　**排膿** 桔梗 2

生薬ポイント

桔梗湯⓲は桔梗と甘草からなる構成生薬が2種類の漢方薬．構成生薬が少ないということはすぐに効くが，漫然と使うと耐性ができやすいという意味．つまり頓服で使用することが原則．口内の炎症，口内炎，歯肉炎，舌炎，扁桃炎などに有効．冷やしてうがいしながら飲むことに意味がある．桔梗に排膿，鎮痛作用がある

Level UP

桔梗湯⓲の保険病名は，扁桃炎，扁桃周囲炎である．排膿散及湯⓬は，桔梗・枳実・芍薬・甘草・大棗・生姜からなり，排膿散及湯⓬の保険病名は，患部が発赤，腫脹して疼痛をともなった化膿症，瘍，癤，面疔，その他癤腫症とある．

口内炎 半夏瀉心湯 ⓮

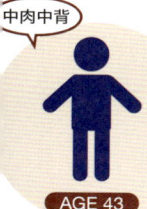

中肉中背
AGE 43

口内炎が頻発．陰部潰瘍なし．内科ではベーチェット病など否定される．ともかく口内炎を何とかして欲しいと．口内炎に桔梗湯 ⓭⓼ の頓服的内服（冷やしてうがいしながら）と，半夏瀉心湯 ⓮ の毎食前の内服を勧める．その後口内炎の頻度は減少して楽だと．

半夏瀉心湯

瀉心湯類

半夏 5　　黄芩 2.5　　黄連 1　　乾姜 2.5　　甘草 2.5

大棗 2.5　　人参 2.5

生薬ポイント

半夏瀉心湯 ⓮ は 7 つの構成生薬からなる漢方薬．黄連と黄芩を含む漢方薬は瀉心湯類と呼ばれ，冷ましたり・気持ちを鎮めたりする．瀉心湯には半夏瀉心湯 ⓮ の他，黄連解毒湯 ⓯，三黄瀉心湯 ⓬⓭ が該当する．黄連解毒湯 ⓯ ＋四物湯 ⓻⓵ が温清飲 ⓹⓻ にて，温清飲 ⓹⓻ や温清飲 ⓹⓻ を含有する荊芥連翹湯 ⓹⓪ や柴胡清肝湯 ⓼⓪ にも黄連解毒湯 ⓯ が含まれる．

Level UP

口内炎ができやすい人は舌に白苔があることが多い．舌の白苔は胃が悪い証拠といわれるが，漢方では舌の白苔は少陽病期のヒント．柴胡剤も瀉心湯もこじれた状態（少陽病期）に使用するため，舌の白苔と瀉心湯が結びつかないこともない．腹診や舌診は，納得してから活用すればよい．最初から無理する必要はない．

口内炎 黄連解毒湯 ⑮

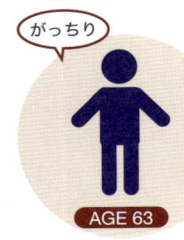

がっちり

AGE 63

口内炎に桔梗湯 ⑱ や半夏瀉心湯 ⑭ を使用したが，あまり効いた実感がないと．そこで黄連解毒湯 ⑮ を使用した．今回の薬は苦いが口内炎はすぐに治ると満足している．その後，口内炎が生じる度に頓服的に黄連解毒湯 ⑮ を使用し，満足している．

黄連解毒湯

瀉心湯類
黄芩 3　　黄連 2

気を鎮める
山梔子 2　　黄柏 1.5

生薬ポイント

黄連解毒湯 ⑮ は黄連と黄芩を含む瀉心湯の１つ．半夏瀉心湯 ⑭ の親戚．半夏瀉心湯 ⑭ も黄連解毒湯 ⑮ も口内炎に有効．当たり前の気もする．

黄連解毒湯 ⑮ は４つの生薬からなる簡単な処方．瀉心湯の要素の他，山梔子と黄柏を含む．山梔子は気持ちを落ち着かせる作用がある．黄連解毒湯 ⑮ は苦いのでこれがおいしく飲める人は実証のヒントになる．

Level UP

黄連解毒湯 ⑮ に大黄を加えたイメージは三黄瀉心湯 ⑬，茵蔯五苓散 ⑰ に大黄を加えたイメージは茵蔯蒿湯 ⑮，桂枝茯苓丸 ㉕ に大黄を加えたイメージは桃核承気湯 ㉛，痔疾患の桂枝茯苓丸 ㉕ に大黄を加えたイメージは乙字湯 ③，小柴胡湯 ⑨ に大黄を加えたイメージは大柴胡湯 ⑧．

肝炎
茵蔯五苓散�117＋補中益気湯㊶

華奢

AGE 69

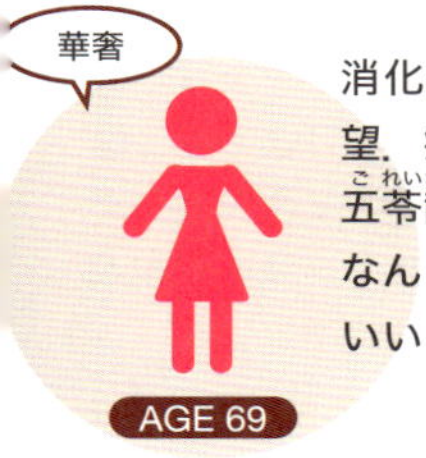

消化器内科に肝炎で通院中．本人が漢方の併用も希望．疲れやすいと訴え，また便秘ではないので，茵蔯五苓散�117＋補中益気湯㊶を投与．開始してから，なんとなく調子がいいような気がすると．本人が調子いいと思えるのであれば，続行．

茵蔯五苓散

五苓散 17

沢瀉 6　蒼朮 4.5　猪苓 4.5　茯苓 4.5　桂皮 2.5

黄疸

茵陳蒿 4

生薬ポイント

茵蔯五苓散�117は，黄疸に有効とされる生薬である茵陳蒿を五苓散⓱に加えたもの．茵蔯蒿湯�135（茵陳蒿，山梔子，大黄）と比べ大黄がないことが特徴．また補中益気湯㊶は柴胡を含む参耆剤．小柴胡湯❾には肝炎関連症状の禁忌例が漢方薬では唯一記載されており使いにくいときは補中益気湯㊶から始めればよい．

Level UP

茵蔯五苓散�117と茵蔯蒿湯�135を比べると，大黄がない茵蔯五苓散�117が使いやすい．大黄は消炎，抗炎症，鎮静，瀉下，駆瘀血作用など幅広く有用だが，下痢傾向には茵蔯五苓散�117を使用すると覚える．

生薬茵陳蒿にクサカンムリがないのは日本薬局方に従っています．
茵蔯五苓散�117の保険病名は，嘔吐，じんましん，二日酔のむかつき，むくみ．

肝炎 茵蔯蒿湯（いんちんこうとう）(135)＋小柴胡湯（しょうさいことう）⑨

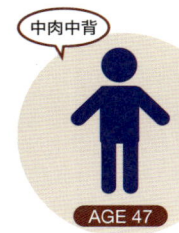

中肉中背

AGE 47

肝炎の治療に漢方薬を併用してもらいたいと来院．便秘傾向．小柴胡湯（しょうさいことう）⑨の禁忌事項に当てはまることはない．そこで，茵蔯蒿湯（いんちんこうとう）(135)＋小柴胡湯（しょうさいことう）⑨を投与する．長期的に飲んでいるが副作用は出ていない．本人は漢方も効いていると思っている．それでいいか．

茵蔯蒿湯

黄疸	気を鎮める	大黄剤
茵陳蒿 4	山梔子 3	大黄 1

生薬ポイント

茵蔯蒿湯（いんちんこうとう）(135)は黄疸の聖薬と言われる．また小柴胡湯（しょうさいことう）⑨はこじれた状態（少陽病期）に使う漢方薬の王様．その2つを合わせて使用している．小柴胡湯（しょうさいことう）⑨は過去に肝炎に対して過度に使用され，間質性肺炎の合併症を見逃し，不幸な症例が生じた．間質性肺炎はまれではあるが空咳にはいつも注意を払って外来を行おう．

Level UP

小柴胡湯（しょうさいことう）⑨の禁忌事項．①インターフェロン製剤を投与中の患者，②肝硬変，肝癌の患者，③慢性肝炎における肝機能障害で血小板が10万/mm^3以下の患者．

茵蔯蒿湯（いんちんこうとう）(135)の保険病名は，黄疸，肝硬変症，ネフローゼ，じんましん，口内炎である．ところが小柴胡湯（しょうさいことう）⑨を含む柴苓湯（さいれいとう）(114)，柴陥湯（さいかんとう）(73)，柴朴湯（さいぼくとう）(96)にはこの禁忌事項の記載はない．

高血圧 黄連解毒湯 ⑮

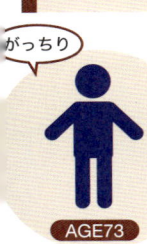

(がっちり)

AGE73

高血圧の薬がほしいと来院．「そんな薬は漢方にはありません」とお断りするも，西洋薬剤はしっかり飲んで，漢方を併用したいとのこと．そこで定石に従い黄連解毒湯⑮を処方する．4週間後に，赤ら顔が治り，イライラが軽減．その後，本人の希望で長く内服するが特別な副作用なし．降圧剤が減ったと喜んでいる．

黄連解毒湯

黄は冷やす
黄芩3　　黄連2　　黄柏1.5

鎮静
山梔子2

生薬ポイント

黄連解毒湯⑮は4種類の構成生薬からなる．山梔子には鎮静，消炎作用があり，【山梔子を含む漢方薬】は茵蔯蒿湯 ⑬⑤，辛夷清肺湯 ⑩④，清上防風湯 ⑤⑧，黄連解毒湯 ⑮，加味帰脾湯 ⑬⑦，加味逍遙散 ㉔，五淋散 ⑤⑥，清肺湯 ⑨⓪，温清飲 ⑤⑦，荊芥連翹湯 ⑤⓪，柴胡清肝湯 ⑧⓪，防風通聖散 ⑥②，竜胆瀉肝湯 ⑦⑥である．

Level UP　モダン・カンポウの立ち位置は，現代西洋医学的治療で治らないものに，保険適応漢方エキス剤で対応すること．補完医療ゆえ，漢方薬は追加的に投与する．くれぐれも西洋薬を止めないことが大切．漢方薬を併用した結果として，西洋薬が減量・終了することは多々ありうる．

高血圧 柴胡加竜骨牡蛎湯 ❶❷

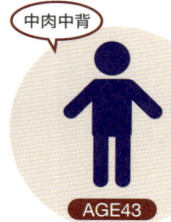

中肉中背

AGE43

エリートサラリーマンで日々多忙．最近，肥満傾向になり，さらにストレスのためか血圧が上昇し，熟眠感もない．そこで柴胡加竜骨牡蛎湯 ❶❷ を毎食前に投与．4週間後に少々眠れるようになり，続行．6ヵ月後に血圧が下がり，花粉症も楽に．その後も継続中．

柴胡加竜骨牡蛎湯

柴胡剤
柴胡 5　　黄芩 2.5　　半夏 4　　桂皮 3　　茯苓 3

　　　　元気に　　　　　気を鎮める
大棗 2.5　　人参 2.5　　牡蛎 2.5　　竜骨 2.5　　生姜 1

生薬ポイント

柴胡加竜骨牡蛎湯 ❶❷ は傷寒論では大黄が含まれているが，ツムラ保険適応漢方エキス剤では含まない．柴胡加竜骨牡蛎湯 ❶❷ に大黄があれば，大柴胡湯 ❽ の次に位置づけられる意味も理解できる．大黄がなしで，そして虚証向けの人参があるので，虚実に関わりなく使用可能と思われる．

Level UP

柴胡加竜骨牡蛎湯 ❶❷ の虚証向けは，柴胡桂枝乾姜湯 ❶❶ や桂枝加竜骨牡蛎湯 ❷❻．乾姜を含む柴胡桂枝乾姜湯 ❶❶ に比べれば実証用となるが，四逆散 ❸❺，小柴胡湯 ❾ との違いは明確ではない．柴胡加竜骨牡蛎湯 ❶❷ に桂皮や人参という虚証向け生薬がある点に注意．

柴胡加竜骨牡蛎湯 ❶❷ の保険病名は，高血圧症，動脈硬化症，慢性腎臓病，神経衰弱症，神経性心悸亢進症，てんかん，ヒステリー，小児夜啼症，陰萎．

起立性低血圧 半夏白朮天麻湯 �37

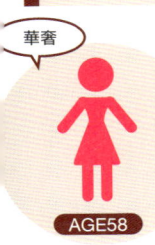

華奢

AGE58

大腿骨の手術をしてから元気がない．疲れやすく，立ち上がるとくらくらする．外出したくてもできない．そこで半夏白朮天麻湯 �37 を投与．4週間後には疲れが少々楽に．その後，6ヵ月継続して起立性のめまいもなくなった．おいしいので継続して内服中．

半夏白朮天麻湯

利水剤

陳皮 3　　半夏 3　　白朮 3　　茯苓 3　　沢瀉 1.5

参耆剤

黄耆 1.5　人参 1.5　　天麻 2　　黄柏 1　　乾姜 1

生姜 0.5　麦芽 2

生薬ポイント

半夏白朮天麻湯 �37 は10個ある参耆剤の1つ．昔は白朮と蒼朮との差異は論じず，5世紀頃から使い分けられたらしい．白朮は滋養的な意味合いが強く，【白朮を含む漢方薬】は，人参養栄湯 ⑩⑧，帰脾湯 �65，滋陰至宝湯 �92，半夏白朮天麻湯 �37，苓姜朮甘湯 ⑪⑧，胃苓湯 ⑪⑤，二朮湯 �88，防風通聖散 �62 である．

Level UP　天麻と麦芽をそれぞれ含む漢方薬は半夏白朮天麻湯 �37 だけである．半夏白朮天麻湯 �37 は参耆剤のめまい用というイメージで，起立性低血圧には頻用される．陳皮と半夏，白朮，茯苓，沢瀉などの利水剤を多数含む．昔はめまいを水のバランスの異常と考えて処方が構成された．

起立性低血圧 真武湯㉚

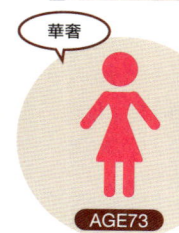

華奢
AGE73

最近立ちくらみがするといって来院．血圧は高齢だが高くはない．実際に転倒することはない．そこで真武湯㉚を投与する．4週間の投与で，少々楽になった様な気がすると．そこで続行．3ヵ月後には軽いめまいはあるが，とても楽だと喜んでいる．

真武湯

利水剤　　　　　　　　　　　　　　　　　　　　　　　強く温める
茯苓4　　蒼朮3　　芍薬3　　生姜1.5　　附子0.5

生薬ポイント

真武湯㉚は附子剤の代表処方．【附子含有漢方薬】は覚えよう．
桂枝加朮附湯⑱，牛車腎気丸⑩⑦，真武湯㉚，大防風湯�97，
八味地黄丸⑦，麻黄附子細辛湯⑫⑦．

附子はトリカブトを減毒したもの．最近は減毒技術が進歩し，附子自体の作用も少々弱くなっているのではと思っている．附子は別にブシ末として追加投与可能．

Level UP

ブシ末を増量できると漢方の有効性が倍増する．附子は熱薬だから，新陳代謝が盛んな子どもほど副作用が出やすく，高齢者ほど多い量を安全に内服可能．最初は1日量1.5gとして，毎食前に0.5gから使用し，4週間毎に増量するのが安全．不快な作用とは，ドキドキ感，舌のしびれ，下痢，食欲不振，発汗など．

動悸 炙甘草湯 ❻❹

華奢

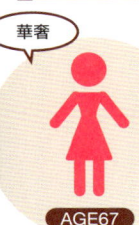

AGE67

動悸があり循環器内科にて特別な処置は不要と言われたが，動悸が気になるので，なにか漢方薬が欲しいと受診．定石に従って炙甘草湯 ❻❹ を毎食前に投与．なんとなく楽になった気がしたと．ある程度定期内服した後は頓服的に飲むように指示して終了．

炙甘草湯

滋養強壮

| 地黄 6 | 麦門冬 6 | 阿膠 2 |

桂枝湯 45 マイナス芍薬

| 桂皮 3 | 大棗 3 |

| 人参 3 | 麻子仁 3 |

| 生姜 1 | 炙甘草 3 |

生薬ポイント

桂枝湯 ❹❺ は桂枝・芍薬・甘草・大棗・生姜の 5 種の生薬からなる．炙甘草湯 ❻❹ は桂枝湯 ❹❺ から芍薬を抜いた 4 つの生薬を含んでいる．桂枝湯 ❹❺ の芍薬の量が増えると桂枝加芍薬湯 ❻⓪ になり腸に効くようになる．敢えて芍薬を抜いて腸への作用を減らしているのだろうか．

Level UP

炙甘草湯 ❻❹ は炙甘草を含むが，傷寒論では炙らない甘草を使用するのは桔梗湯 ⓭❽ と甘草湯のみで，他はすべて炙った甘草を使用している．ツムラ保険適応エキス剤では炙甘草湯 ❻❹ 以外はすべて炙らない甘草．また，地黄，麦門冬，阿膠など滋養強壮的な生薬が含まれており，元気がない人に特に有効．桂皮や人参なども虚証向け生薬．

炙甘草湯 ❻❹ の保険病名は，体力がおとろえて，疲れやすいものの動悸，息切れだ．

動悸 柴胡加竜骨牡蛎湯 ⓬

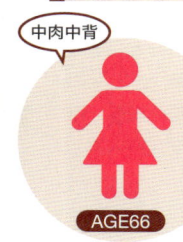

中肉中背 / AGE66

いつもストレスでイライラ，動悸，なんとなく落ち着かない，拡張期血圧が高く，熟眠感がなく，いろいろ困るとたくさん訴える．そこで柴胡加竜骨牡蛎湯⓬を毎食前に投与．4週間でイライラが少々よくなるも他は不変．しかし続行．すると3ヵ月後に眠れるようになり，6ヵ月後には動悸を感じなくなり，花粉症が軽くなり，膀胱炎も，腰痛も治った．

柴胡加竜骨牡蛎湯

ベストマッチ
- 柴胡 5　黄芩 2.5　半夏 4　桂皮 3　茯苓 3

気を鎮める
- 大棗 2.5　人参 2.5　牡蛎 2.5　竜骨 2.5　生姜 1

生薬ポイント

柴胡加竜骨牡蛎湯⓬は今では正体不明の柴胡湯に竜骨・牡蛎を加えたもの．竜骨と牡蛎は気持ちを鎮める生薬．【竜骨を含む漢方薬】は柴胡加竜骨牡蛎湯⓬と桂枝加竜骨牡蛎湯㉖．【牡蛎を含む漢方薬】は上記の他に安中散❺と柴胡桂枝乾姜湯⓫．すべて動悸などを鎮める効果が期待できる．

Level UP

柴胡加竜骨牡蛎湯⓬は原典には，鉛丹と大黄が含まれている．鉛丹は金属中毒の可能性があるので今どき使用する人はいない．また，大黄はツムラ保険適応漢方エキス剤には含まれていないが，大黄含有の柴胡加竜骨牡蛎湯⓬も保険適応漢方エキス剤で他社より販売されている．

動悸 加味逍遙散 ㉔

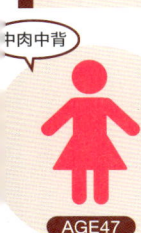

中肉中背
AGE47

たくさんの不満を次々に訴えるご婦人．特に動悸が気になる．内科の精査で異常なし．他にも冷え，しびれ，生理痛，閉所恐怖，イライラなどとどまるところを知らない．そこで加味逍遙散㉔を4週間投与．再診時にもたくさん訴える．しかし動悸はもう訴えなかった．

加味逍遙散

柴胡剤
- 柴胡 3
- 芍薬 3

駆瘀血剤
- 当帰 3
- 牡丹皮 2

気を鎮める
- 山梔子 2

- 蒼朮 3
- 茯苓 3
- 甘草 1.5
- 生姜 1
- 薄荷 1

生薬ポイント

逍遙散に牡丹皮と山梔子を加えたものが加味逍遙散㉔．別名を丹梔逍遙散ともいう．こちらで覚えれば，牡丹皮と山梔子が追加処方だと理解できる．加味逍遙散㉔は柴胡剤である．そして当帰や牡丹皮といった駆瘀血作用のある生薬を含むので駆瘀血剤としての作用もある．山梔子や薄荷は気を鎮め，更年期障害に有効なイメージ．

Level UP

加味逍遙散㉔タイプの人は良くなっても決して「お陰様で」とは言わない．いつも症状を探して不満を連発するので，惑わされてせっかく効いている処方を変更してはならない．少しでも良くなっていれば，続行することが大切である．

加味逍遙散㉔の保険病名は，冷え症，虚弱体質，月経不順，月経困難，更年期障害，血の道症である．

動悸 柴朴湯(さいぼくとう) ⑯

中肉中背
AGE68

動悸を訴えて受診．循環器内科では異常なし．動悸を感じるときは，いつも咽の違和感があると．何年も続いている動悸に柴朴湯⑯を処方した．すると4週間後には，なんとなくいいような……．そして6ヵ月後にはほぼ消失．その後適当に内服している．

柴朴湯

気のめぐり

柴胡 7   半夏 5   茯苓 5   厚朴 3   蘇葉 2

黄芩 3   大棗 3   人参 3   甘草 2   生姜 1

生薬ポイント

柴朴湯⑯は半夏厚朴湯⑯と小柴胡湯⑨の合方．半夏厚朴湯⑯は小半夏加茯苓湯㉑（半夏・生姜・茯苓）＋厚朴＋蘇葉．厚朴と蘇葉は気持ちのめぐりを改善する生薬．気分のめぐりがわるいと，何故かのどに違和感を感じるという経験知からのヒント．中国では炙った肉が咽にある（咽中炙臠），日本では梅の種がのどにある（梅核気）と表現した．

Level UP

「なんでも困っていることを教えて下さい．自分の言葉で感じたままに話してもらって構いませんよ」と促すと，咽中炙臠などの症状を口にする人が少なくない．でも現代人はそんな表現はしません．気管が狭い．食道が詰まる．咽が変などなど．そんなヒントで半夏厚朴湯⑯や柴朴湯⑯を処方して当たると昔の知恵を見直しますよ．

頻尿 八味地黄丸 ❼

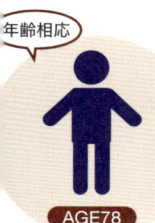

AGE78 年齢相応

夜中にトイレに7〜8回起きると訴えて受診．昼間はそんなにトイレには行かないと．腰痛やしびれなども訴えるので八味地黄丸❼を処方．4週間後にはトイレが5回になったと．3ヵ月後には3回に．それ以上は改善せず．でもずっと楽になったと感謝された．

八味地黄丸

六味丸 87

| 地黄 6 | 山茱萸 3 | 山薬 3 | 沢瀉 3 | 茯苓 3 |

| | 気を鎮める | 強く温める |
| 牡丹皮 2.5 | 桂皮 1 | 附子 0.5 |

生薬ポイント

八味地黄丸❼＋牛膝・車前子＝牛車腎気丸 ⓳．
八味地黄丸❼−（桂皮・附子）＝六味丸 ㊼．
牛膝と車前子は利尿効果があり，足のむくみがあれば牛車腎気丸 ⓳ を優先．しかし八味地黄丸❼でも牛車腎気丸 ⓳ でも手元にある方で構わない．また八味地黄丸❼はハルンケア® という商品名で薬局でも売られている．

Level UP　頻尿のような訴えは，患者さんの満足感と医療サイドの満足感が乖離するときがある．それはお互いの不幸の始まりだ．敢えて「治る」と言わず，「楽になる」と言う方がお互いに幸せだ．夜間にまったく排尿しなくなることはまれである．
　八味地黄丸❼の保険病名は，腎炎，糖尿病，陰萎，坐骨神経痛，腰痛，脚気，膀胱カタル，前立腺肥大，高血圧である．

頻尿 竜胆瀉肝湯 76・五淋散 56

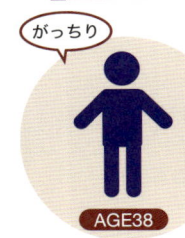

がっちり AGE38

若いが頻尿を訴える．寝る前にたくさん水を飲めば誰でもトイレに行きますよ，と説いても本人は納得しない．そこで竜胆瀉肝湯 76 を毎食前に投与．すると4週間後には大分楽になったと喜んでいる．その後，適当に飲むようにと言い添えて終了．

竜胆瀉肝湯

共通

地黄 5	当帰 5	木通 5	黄芩 3	車前子 3
沢瀉 3	甘草 1	山梔子 1	竜胆 1	

五淋散

共通

地黄 3	当帰 3	木通 3	黄芩 3	車前子 3
沢瀉 3	甘草 3	山梔子 2	茯苓 6	芍薬 2
滑石 3				

比較

生薬ポイント

竜胆瀉肝湯 76 と五淋散 56 は似ている．

Level UP

竜胆瀉肝湯 76 の竜胆は，他には立効散 110 と疎経活血湯 53 に含まれる．竜胆は抗炎症作用や熱を冷まし，車前子を含む漢方薬は泌尿器系の病気に有効．【車前子を含む漢方薬】は，竜胆瀉肝湯 76 の他，牛車腎気丸 107，五淋散 56，清心蓮子飲 111．
竜胆瀉肝湯 76 の保険病名は，排尿痛，残尿感，尿の濁り，こしけ．
五淋散 56 の保険病名は，頻尿，排尿痛，残尿感である．

頻尿 清心蓮子飲 ⑪

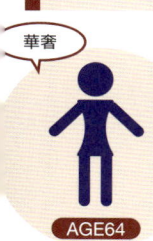

華奢

AGE64

頻尿，精力・気力の低下，しびれ，腰痛，下肢痛などを訴える．典型的な牛車腎気丸 ⑩ や八味地黄丸 ❼ の症状．牛車腎気丸 ⑩ を処方するが，胃がムカムカして飲めないと．そこで清心蓮子飲 ⑪ に変更したところ，4週間後から徐々にいろいろな症状が楽になる．治った訳ではないが，本人は満足．

清心蓮子飲

| 麦門冬 4 | 茯苓 4 | 蓮肉 4 | 黄芩 3 | 泌尿器
車前子 3 |

参耆剤
人参 3　黄耆 2　　　　地骨皮 2　甘草 1.5

生薬ポイント

清心蓮子飲 ⑪ は参耆剤の泌尿器疾患バージョン．牛車腎気丸 ⑩ や八味地黄丸 ❼ には地黄が含まれているので，まれに華奢な人では飲めないこともある．そんなときの出番が気力体力をぼつぼつ増進して，泌尿器疾患にも有効な清心蓮子飲 ⑪ となる．清心蓮子飲 ⑪ はユリナール® という商品名で薬局でも売られている．

Level UP

牛車腎気丸 ⑩ や八味地黄丸 ❼ が胃に障って飲めないとき，食前ではなく食後の内服を勧める方法が有益．それでもダメなときは六君子湯 ㊸ と併用する．しかし，清心蓮子飲 ⑪ ではとても虚弱な人でも食前に内服可能．

清心蓮子飲 ⑪ の保険病名は，残尿感，頻尿，排尿痛である．

膀胱炎 猪苓湯 ❹⓪

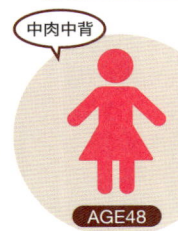

(中肉中背)
AGE48

膀胱炎を繰り返し,抗生剤を内服すると調子が悪くなるため相談にくる.膀胱炎にならないように水を多くのみ,腹巻きをして,そして膀胱炎ぽくなったら猪苓湯❹⓪を飲むように指導.何度か膀胱炎っぽくなったが猪苓湯❹⓪の数日の内服で軽快すると喜んでいる.

猪苓湯

利水剤
沢瀉3　　猪苓3　　茯苓3　　阿膠3　　**尿路疾患** 滑石3

生薬ポイント

猪苓湯❹⓪は五苓散⓱と並んで利水剤として有名.ともに5種類の生薬からなり,沢瀉,猪苓,茯苓は共通.桂皮と蒼朮が加われば五苓散⓱.阿膠と滑石が加われば猪苓湯❹⓪.滑石は尿路疾患に頻用され,【滑石含有漢方薬】は猪苓湯❹⓪,猪苓湯合四物湯⓫⓴,五淋散❺❻,防風通聖散❻❷である.

Level UP

猪苓湯❹⓪の保険病名は,尿道炎,腎臓炎,腎石症,淋炎,排尿痛,血尿,腰以下の浮腫,残尿感,下痢である.
大塚敬節先生(1900~1980)は「猪苓湯❹⓪には朮や桂枝がないから,刺激するものがなくて緩和な薬.五苓散⓱は刺激しながらなでる.猪苓湯❹⓪は徹底的に緩和する」と言っている.ということは蒼朮や桂枝は軽い刺激作用があるのかな.

膀胱炎 猪苓湯合四物湯 ❶❶❷

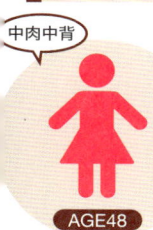

中肉中背
AGE48

膀胱炎を繰り返している．泌尿器科からの抗生物質で検査は陰性になるが，症状が治まらない．30分頑張ろうと思うと尿意を催す．なんとか90分我慢できるようにしてもらいたいと受診．そこで猪苓湯合四物湯❶❶❷を6ヵ月投与．すると90分は尿意を我慢できるようになった．

猪苓湯合四物湯

四物湯 71
| 地黄3 | 芍薬3 | 川芎3 | 当帰3 | 沢瀉3 |
| 猪苓3 | 茯苓3 | 阿膠3 | 滑石3 | |

生薬ポイント

猪苓湯合四物湯❶❶❷は猪苓湯❹⓪＋四物湯❼❶の合方．四物湯❼❶は血虚を治す漢方薬の基本処方と言われ，【四物湯❼❶を含む漢方薬】は，芎帰膠艾湯❼❼，七物降下湯❹❻，十全大補湯❹❽，疎経活血湯❺❸，大防風湯❾❼がある．
また四物湯❼❶＋黄連解毒湯❶❺は温清飲❺❼で，【温清飲❺❼を含む漢方】は荊芥連翹湯❺⓪と柴胡清肝湯❽⓪．

Level UP

四物湯❼❶は女性の妙薬とも言われ，血虚を治す．血虚とは，貧血という概念がない時代の貧血様症状や栄養不良状態などを表す．貧血様症状で四物湯❼❶が有効な状態をまず血虚と理解しよう．
猪苓湯合四物湯❶❶❷の保険病名は，排尿困難，排尿痛，残尿感，頻尿である．

尿管結石
芍薬甘草湯❻❽＋猪苓湯❹⓪

中肉中背

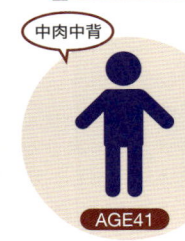

AGE41

尿管結石の発作が時々起こる．西洋薬剤で対処しているが，発作時用に漢方も欲しい．痛みが激しいときにはまず芍薬甘草湯❻❽を飲み，その後は芍薬甘草湯❻❽＋猪苓湯❹⓪を数日続けるように指導する．再診時，西洋薬剤との併用で今までになく楽だったと．

芍薬甘草湯

注意
甘草 6   芍薬 6

生薬ポイント

芍薬甘草湯❻❽は構成生薬が 2 つの簡素な構成処方．よって，即効性はあるが，漫然と使用していると効かなくなってくる．ともかく筋肉のけいれん様の痛みには芍薬甘草湯❻❽が著効することがある．そして，まだ痛みが残れば，尿管結石には猪苓湯❹⓪を合方して使用する．数日であれば日に何回飲んでも大丈夫．漫然とした長期投与は偽アルドステロン症の誘発の危険もある．

Level UP

芍薬甘草湯❻❽は尿管結石の他，こむらがえり，胃痛，生理痛，ぎっくり腰，しゃっくり，夜泣き，下痢などにも有効．甘くておいしいので，ダメ元と思って頓服で試してほしい．もし有効なら，愛用薬となるであろう．

芍薬甘草湯❻❽の保険病名は，急激におこる筋肉のけいれんを伴う疼痛，筋肉・関節痛，胃痛，腹痛である．

インポテンツ 牛車腎気丸 ⑩7

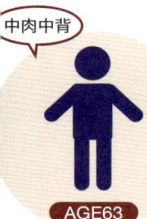

(中肉中背)
AGE63

初老期の訴えで受診．気力が萎える．足腰が痛い．しびれる．夜トイレが近いなどを訴える．そこで牛車腎気丸⑩7を投与．数ヵ月後にはいろいろな症状が良くなる．そして「先生，あの薬，あっちも元気になりますか？」と，凄く調子がいいのでびっくりしていると喜んでいた．

牛車腎気丸

滋養強壮
八味地黄丸 7

| 地黄 5 | 山茱萸 3 | 山薬 3 | 沢瀉 3 | 茯苓 3 |

泌尿器

| 牡丹皮 3 | 桂皮 1 | 附子 1 | 牛膝 3 | 車前子 3 |

生薬ポイント

地黄を含む漢方薬には滋養強壮作用がある．地黄を煎餅状にしたものが，遊郭の前で売っていて，それが金沢では町名になっていた．地黄煎町で，昭和になってもしばらく存在していた町名．よって牛車腎気丸⑩7でインポテンツが軽快することは当然だ．

Level UP

インポテンツを治してくれと訴えてくる人に漢方は通常無効．つまりバイアグラを試して，効かないから，もっと効かせたいから漢方を希望する人が多いが，そこまでの効果はない．なんとなく元気になることが連続した結果，すばらしいと感じられるところが漢方の魅力で，飲んで一発元気は無理ですよ．

インポテンツ 柴胡加竜骨牡蛎湯 ⓬

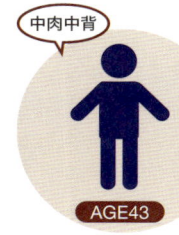

中肉中背
AGE43

仕事のストレスで精神的に疲れてインポテンツになると，ほかにもいろいろな不調があるようだが上手く表現できない．そこで柴胡加竜骨牡蛎湯 ⓬ を毎食前に飲むように指導．そしてリラックスするように．再診時，なんとかく元気が出たと．その後，もっと元気に．

柴胡加竜骨牡蛎湯

気を鎮める

| 柴胡 5 | 桂皮 3 | 茯苓 3 | 牡蛎 2.5 | 竜骨 2.5 |
| 半夏 4 | 黄芩 2.5 | 大棗 2.5 | 人参 2.5 | 生姜 1 |

生薬ポイント

柴胡加竜骨牡蛎湯 ⓬ は不思議な薬．構成生薬数から見ると，大柴胡湯 ❽ が 8，柴胡加竜骨牡蛎湯 ⓬ 10，四逆散 ㉟ が 4，小柴胡湯 ❾ が 7，柴胡桂枝湯 ❿ が 9，柴胡桂枝乾姜湯 ⓫ が 7 であるから，構成生薬が 10 個の柴胡加竜骨牡蛎湯 ⓬ はもっとも構成生薬数が多い．

Level UP

漢方は幅広くいろいろな疾患を治療可能である．漢方の使用に慣れてくると，少ない数の漢方薬で多くの症状に対応可能になる．別の言い方をすれば，人によって頻用漢方薬が異なる結果になる．大塚敬節先生の 4 大処方は，八味地黄丸 ❼，大柴胡湯 ❽，半夏瀉心湯 ⓮，柴胡桂枝湯 ❿ だったそうだ．

インポテンツ 桂枝加竜骨牡蛎湯 ㉖

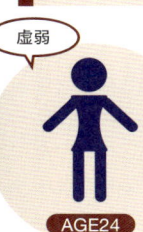

虚弱

AGE24

みるからに華奢な青年．インポテンツで困っていると．そこで桂枝加竜骨牡蛎湯㉖を投与する．気持ちが落ち着くが効いたかどうかは不明と，気長に飲むように指示．その後，なんとなくいいような気がすると，なかなか客観的に比べられないので，よくわからない．

桂枝加竜骨牡蛎湯

桂枝湯 45

| 桂皮 4 | 芍薬 4 | 大棗 4 | 甘草 2 | 生姜 1.5 |

気を鎮める

| 牡蛎 3 | 竜骨 3 |

生薬ポイント

桂枝湯㊺を含む漢方薬は，葛根湯①，葛根湯加川芎辛夷②，桂枝加芍薬湯㏱，桂枝加芍薬大黄湯⑬④，桂枝加朮附湯⑱，桂枝加竜骨牡蛎湯㉖，柴胡桂枝湯⑩，五積散㊿，当帰四逆加呉茱萸生姜湯㊳，小建中湯㊲，黄耆建中湯㊸，当帰建中湯⑫③である．

Level UP

桂枝加竜骨牡蛎湯㉖が虚弱な人のインポテンツに有効なのは有名だが，なかなか著効例に遭遇しない．実証のインポテンツに比べると治療は難しい．またインポテンツ自体がアナログ的な訴えにて，良くなった感が本人次第だから，またまた難しい．でも本人が満足できればある意味それでいい．

桂枝加竜骨牡蛎湯㉖の保険病名は，小児夜尿症，神経衰弱，性的神経衰弱，遺精，陰萎である．

睡眠障害 加味帰脾湯⑬⑦・帰脾湯㊏⑤

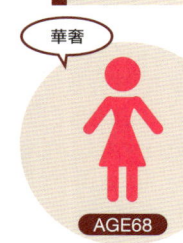

華奢

AGE68

睡眠薬を止めたいと受診．何となく疲れて，それでも眠れない．そこで加味帰脾湯⑬⑦を毎食前と眠前に飲み，睡眠薬は毎日飲まないように指導．4週間後，熟眠感が増し，睡眠薬を飲まなくてもいい日が増えたと．そこで続行．よほど困ったときのみ睡眠薬を使用していると．

加味帰脾湯

帰脾湯65

| 黄耆3 | 酸棗仁3 | 蒼朮3 | 人参3 | 茯苓3 |
| 竜眼肉3 | 遠志2 | 大棗2 | 当帰2 | 甘草1 |

気を鎮める

| 生姜1 | 木香1 | 柴胡3 | 山梔子2 |

生薬ポイント

加味帰脾湯⑬⑦は帰脾湯㊏⑤に柴胡と山梔子を加えたもの．帰脾湯㊏⑤では白朮，加味帰脾湯⑬⑦では蒼朮の使用が微妙な違い．柴胡はちょっと実証向けなので，加味帰脾湯⑬⑦の方が，帰脾湯㊏⑤よりやや実証向けとなる．白朮には補う作用があり，帰脾湯㊏⑤に蒼朮（利水）ではなく白朮が使用されていることも理にかなっている．【酸棗仁を含む漢方薬】は，加味帰脾湯⑬⑦，帰脾湯㊏⑤，酸棗仁湯⑩③である．

Level UP

西洋薬の入眠剤の長期投与による常用量依存の記事が増えてから，睡眠薬を止めたいと希望する患者が増えた．確かに睡眠薬はできる限り控えた方がいい．少なくとも惰性で連日使用することを止めればそれで十分．そんなときに漢方薬は役に立つ．漢方には依存症状も離脱症状もない．気楽に試せる安全な薬だ．

睡眠障害 抑肝散 �54

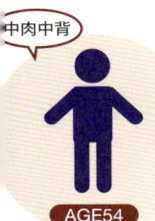

中肉中背
AGE54

夜中に頭が冴えて眠れない．困りはしないが，できればちょっと落ち着いて眠りたい．そこで抑肝散 �54 を眠前 30 分に内服指示．飲むとなんだか気持ちが落ち着いて，すーっと眠れる．適当に使用するようにと伝えて終了．

抑肝散

利水剤
蒼朮 4　　茯苓 4

駆瘀血剤
川芎 3　　当帰 3

鎮静
釣藤鈎 3

柴胡剤
柴胡 2　　甘草 1.5

生薬ポイント

抑肝散 ㊄54 は認知症の予防に有効かと期待されている漢方薬．蒼朮・茯苓という利水の生薬，当帰・川芎という駆瘀血の生薬，そして抗炎症作用がある柴胡，そして大切な釣藤鈎，【釣藤鈎を含む漢方薬】は，抑肝散 ㊄54，抑肝散加陳皮半夏 ㊄83，釣藤散 ㊄47，七物降下湯 ㊄46 である．

Level UP

抑肝散 ㊄54 は作用機序の解明が進んでいる．漢方好きで，そしてサイエンティストである僕は，そんなサイエンスの進歩は大歓迎だ．しかし，ある 1 つのメカニズムがすべてと思われると漢方の魅力から離れていく．1 つの物質が有効なら，それを含む生薬だけを内服すれば十分である．漢方の魅力は生薬の足し算であることが，なにより大切だ．

抑肝散 ㊄54 の保険病名は，神経症，不眠症，小児夜なき，小児疳症である．

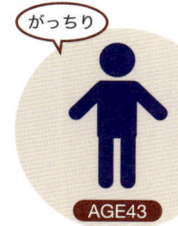

睡眠障害
黄連解毒湯❶❺・三黄瀉心湯⓬⓭

(がっちり) AGE43

眠りたいと，なんだか頭に血が上ったような感じになって眠れない．頭がポッポする感じで目が覚めるとまた眠れなくなる．そこで，頓服的に黄連解毒湯❶❺を飲むように指示．寝る前と中途覚醒時に飲んでも可．再診時，内服するとよく眠れると喜んでいた．同じような症例で三黄瀉心湯⓬⓭も有効です．

三黄瀉心湯

黄は冷やす

| 黄芩3 | 黄連3 | 大黄3 |

生薬ポイント

黄連解毒湯❶❺に大黄を加えたイメージの漢方薬が三黄瀉心湯⓬⓭．三黄瀉心湯⓬⓭は黄芩・黄連・大黄の3つの構成生薬．黄連解毒湯❶❺は，大黄の代わりに山梔子と黄柏を加えて，かつ瀉下作用の効果があると思われる．三物黄芩湯⓬①にも山梔子と黄柏が必要なら加えればいいのに，敢えて加えていない．大黄の素晴らしさを体感する黄連解毒湯❶❺と三黄瀉心湯⓬⓭の比較と思っている．

Level UP

　気持ちを鎮める生薬からなる黄連解毒湯❶❺．とても苦いが飲めれば効く．苦くて苦くて飲めないと訴える患者には無効．味も結構大切．山梔子や桂皮が入っている漢方は気持ちが鎮まり，そんな状態を気逆と表現してもいい．
　酸棗仁湯⓬③の保険病名は，心身がつかれ弱って眠れないもので，構成生薬は酸棗仁・茯苓・川芎・知母・甘草である．

睡眠障害 柴胡桂枝乾姜湯⑪

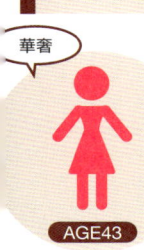

華奢
AGE43

家庭の事情でストレスが多くなる．そして血圧が上がり，更年期障害様の症状が出て，そして不眠となる．なんとなくうつ状態のようだと，ともかく眠りたいと．そこで，柴胡桂枝湯⑩を処方すると，4週間でなんだかいいような．その後1年内服して，降圧剤や安定剤がすべて不要になった．

柴胡桂枝乾姜湯

気を鎮める
| 柴胡6 | 桂皮3 | 牡蛎3 | 黄芩3 | 栝楼根3 |

強く温める
| 乾姜2 | 甘草2 |

生薬ポイント

柴胡と黄芩を含む典型的柴胡剤．乾姜が入っていることが特徴的．冷え性向けの柴胡剤と理解すれば処方選択には有用．乾姜が入っているので，柴胡加竜骨牡蛎湯⑫の虚証向けとの説明もできる．ただツムラエキス剤の柴胡加竜骨牡蛎湯⑫には大黄がないので，柴胡加竜骨牡蛎湯⑫を実証向けとも言い切れない．乾姜と牡蛎を含む柴胡剤と理解すれば十分．

Level UP

柴胡剤は実証から虚証に向かって大柴胡湯⑧，柴胡加竜骨牡蛎湯⑫，四逆散㉟，小柴胡湯⑨，柴胡桂枝湯⑩，柴胡桂枝乾姜湯⑪と並ぶ．柴胡桂枝乾姜湯⑪はもっとも虚証向けの柴胡と黄芩を含む典型的柴胡剤に分類される．

柴胡桂枝乾姜湯⑪の保険病名は，更年期障害，血の道症，神経症，不眠症である．

片頭痛 呉茱萸湯 ㉛

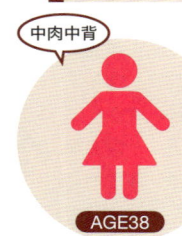

中肉中背
AGE38

片頭痛でトリプタン製剤内服中．頭痛の発症防止には有効だが，発作の頻度を少なくしたいと来院．呉茱萸湯㉛を毎食前に飲むように指導．4週間後に味を聞くと，「決してまずくない，効果はまだわからない」と，そのまま続行．1年後には発作の頻度が明らかに減ったと喜んでいる．

呉茱萸湯

　　　　　　　　　鎮痛
大棗 4　　呉茱萸 3　　人参 2　　生姜 1.5

生薬ポイント

呉茱萸湯㉛は，呉茱萸，人参，大棗，生姜からなる．呉茱萸以外の3つを含む漢方薬は小柴胡湯⑨が有名．その他に，加味帰脾湯⑬⑦，帰脾湯㉜，四君子湯㊂，補中益気湯㊶なども人参・大棗・生姜を含むが，呉茱萸湯㉛が断然有効．すると呉茱萸が大切とわかる．【呉茱萸を含む漢方薬】は呉茱萸湯㉛の他，当帰四逆加呉茱萸生姜湯㊳，温経湯⑩⑥である．

Level UP

トリプタン服用中の人に呉茱萸湯㉛を勧めている．5人に1人はトリプタンがほぼ不要になる．5人に3人はトリプタンの使用頻度が減る．残りの5人に1人は無効．そんなイメージ．呉茱萸湯㉛はとても苦いので，続くかは有効性より味を基本にしている．おいしいという人には有効だ．

呉茱萸湯㉛の保険病名は，習慣性偏頭痛，習慣性頭痛，嘔吐，脚気，衝心．片頭痛ではなく偏頭痛となっている．つまらないことが気になる．

片頭痛 五苓散❶⓻

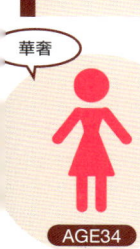

華奢
AGE34

片頭痛でトリプタン製剤使用中．そこで呉茱萸湯㉛を試みるも，味がなんともまずく渋々頑張って飲んでいると，4週間飲んだが効いているとは思えないと．そこで五苓散❶⓻を試す．頭痛が起こりそうなときに五苓散❶⓻を飲むと発作が起こらないようだと喜んでいる．

五苓散

利水剤

| 沢瀉 4 | 蒼朮 3 | 猪苓 3 | 茯苓 3 |

軽い鎮痛

| 桂皮 1.5 |

生薬ポイント

五苓散❶⓻はラシックスもどきと説明している．利尿剤のラシックスと異なることは脱水状態の時には利尿効果が現れないこと．水を適正の量に保つと考えるとわかりやすい．これも漢方薬が生薬の足し算故になせる技と思っている．

Level UP
片頭痛は動脈の拡張で頭痛を生じると考えられている．ストレスがある状態よりも，お休みの日などストレスから解放されたときに生じやすい．また，血管を収縮させるカフェインなどは片頭痛の予防に役立つ．すると五苓散❶⓻で利尿を誘導すると片頭痛の発作を回避したり，軽くなることも理にかなっている．

頭痛 葛根湯 ❶

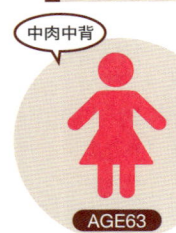

中肉中背
AGE63

頭痛持ち，漢方薬でなにか効くものはないかと相談に来た．定石に従って葛根湯 ❶ を頓服で与える．西洋剤と同じように葛根湯 ❶ も有効なので愛用したいと喜んでいる．頓服であれば特別な配慮は不要とお話しして終了．

葛根湯

桂枝湯 45
| 大棗 3 | 甘草 2 | 桂皮 2 | 芍薬 2 | 生姜 2 |

鎮痛
| 葛根 4 | 麻黄 3 |

生薬ポイント

アスピリンのような NSAIDs が発見される前は，痛みには麻黄含有漢方薬で対処した．麻黄が含まれていればどれも鎮痛効果が期待できる．葛根湯 ❶ は桂枝湯 45 ＋葛根・麻黄にて当然痛み止めの効果もある．桂皮や桂枝湯 45 だけでも頭痛の軽減効果がある．人参湯 32 ＋桂皮＝桂枝人参湯 82 が頭痛に有効なことから理解できる．

Level UP

頓服使用なら，NSAIDs でもいい．効く方がいいので，自分の頭痛に合わせ漢方に拘泥せず楽になる薬を選んでいる．漢方薬と NSAIDs を同時に処方し患者さんに効果を確かめてもらえば簡単．
葛根湯 ❶ の保険病名は，感冒，鼻かぜ，熱性疾患の初期，炎症性疾患（結膜炎，角膜炎，中耳炎，扁桃腺炎，乳腺炎，リンパ腺炎），肩こり，上半身の神経痛，じんましん．

高齢者の頭痛 釣藤散 ㊼

(中肉中背)
AGE67

早朝の頭痛．高齢者の頭痛は釣藤散㊼が定石にて，4週間 釣藤散㊼を処方．再診時に，なんとなく頭痛が楽になったと喜ぶ．今後は定期的な内服は不要で，適当に飲んでよいと説明するが，三食毎にしっかり飲みたいとの希望で，半年継続投与．その後適宜飲むように．

釣藤散

強く冷やす	鎮痛・鎮静		気を鎮める	
石膏 5	釣藤鈎 3	陳皮 3	麦門冬 3	半夏 3
茯苓 3	菊花 2	人参 2	防風 2	甘草 1
生姜 1				

生薬ポイント

名前の由来となっている釣藤鈎が大切な生薬．そして冷やす生薬である石膏が入っていることに注意．冷え性を訴える人に使用すると，頭痛も治らず冷え性も悪化するので慎重投与．

Level UP

慢性の症状が軽快したらどうするか．大塚敬節先生は良くなって3ヵ月と言っていたそうだ．私はすぐに止めても，ずっと続行してもいいと思っている．すぐに止めて悪くなれば再開すればいいのだから．あまり難しく考えていない．しかし建前を知ることも大切．慢性疾患は良くなってもう3ヵ月内服を．
釣藤散㊼の保険病名は，慢性に続く頭痛で中年以降，または高血圧の傾向のあるものである．なんとも範囲が狭く，かつわかりにくい．

子どもの頭痛　五苓散❶⓻

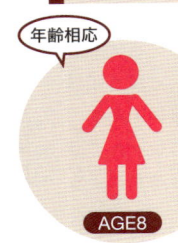

年齢相応

突然の頭痛．子どもの訴えは小建中湯❾⓽か五苓散❶⓻にて，五苓散❶⓻を1包飲ませて，頭痛は軽快．その後は起こらず．

AGE8

五苓散

利水剤				軽い鎮痛
沢瀉 4	蒼朮 3	猪苓 3	茯苓 3	桂皮 1.5

生薬ポイント

　気血水の概念はいろいろだ．無理に最初から理解する必要はない．気と水はいろいろな生薬があるが，血に関する生薬は比較的少ない．血虚と瘀血に関係する生薬が血に関係する生薬と考えればいい．地黄，川芎，桃仁，牡丹皮，紅花，大黄，当帰，芍薬などである．すると五苓散❶⓻には血に関する生薬が含まれていないことがわかる．血虚にも瘀血にも無縁の薬ということだ．

Level UP

　子どもの訴えには五苓散❶⓻と小建中湯❾⓽．発熱時に麻黄湯❷⓻があればいいが，なければ五苓散❶⓻でも有効．小建中湯❾⓽は虚弱児に．元気な子でも虚弱児のような訴え，お腹が痛い，学校に行きたくない，食欲がない，などを訴えれば小建中湯❾⓽．他はすべて五苓散❶⓻．頭痛，吐き気，下痢，乗り物酔い，暑気あたり，めまいなどなど．

生理時の頭痛 当帰芍薬散❷❸

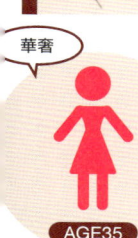

華奢
AGE35

アナウンサー．生理時の頭痛．生理痛の痛み止めではあまり効かない．漢方を希望して受診．そこで当帰芍薬散❷❸を処方する．頓服的に飲んでみるように，無効な場合は生理の前後に毎食前飲むように指示．再診時，なんとなく適当に飲んでいたら頭痛は治ったと．ちょっとびっくりしているよう．

当帰芍薬散

利水
- 蒼朮 4　沢瀉 4　茯苓 4

駆瘀血剤
- 芍薬 4　川芎 3　当帰 3

生薬ポイント

当帰芍薬散❷❸は四物湯❼❶（当帰・芍薬・川芎・地黄）から地黄を抜いたものと，四苓湯（蒼朮・沢瀉・茯苓・猪苓）から猪苓を抜いたものを合わせた処方．

四物湯❼❶から地黄を抜くと駆瘀血効果が強まる．よって，駆瘀血剤と利水剤の効果をもつ薬が当帰芍薬散❷❸と理解できる．

Level UP

当帰芍薬散❷❸の保険病名は，貧血，倦怠感，更年期障害（頭重，頭痛，めまい，肩こり等），月経不順，月経困難，不妊症，動悸，慢性腎炎，妊娠中の諸病（浮腫，習慣性流産，痔，腹痛），脚気，半身不随，心臓弁膜症とある．最後の3つは本当に治るのだろうか．

三叉神経痛　五苓散 ❼

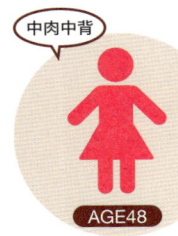

中肉中背

AGE48

顔面の痛みを訴える．神経内科で三叉神経痛と診断されている．西洋薬剤で軽快しないので受診．定石通りに五苓散 ❼ を投与．五苓散 ❼ は頻回に，つまり1日6包を飲むように指示．すると痛みが楽になった．

五苓散

利水剤				軽い鎮痛
沢瀉 4	蒼朮 3	猪苓 3	茯苓 3	桂皮 1.5

生薬ポイント

　五苓散 ❼ の構成生薬を含む漢方薬は，沢瀉が 14，蒼朮が 34，猪苓が 6，茯苓が 46，桂皮が 39 である．猪苓を除けば頻用されている生薬ばかりである．猪苓を含む代表的漢方薬である猪苓湯 ❹⓿ ではなく五苓散 ❼ が痛みには有効であるということは，生薬の足し算故に五苓散 ❼ は痛みに有効なことがあるのだと思っている．漢方は生薬からみると本当に面白い．

Level UP

　五苓散 ❼ には麻黄も大黄も入っていない．投与量に気をつける生薬は含まれていない．かつ五苓散 ❼ はやや多めに投与した方が，三叉神経痛には有効であるので，2日量を1日で使用するイメージで対処する．

肋間神経痛 当帰湯 102

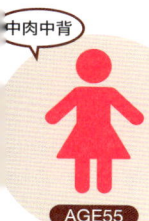

中肉中背 AGE55

他院の神経内科やペインクリニックで軽快しない肋間神経痛で来院．定石に従って当帰湯 102 を毎食前に投与．4週間後には相当楽になったと喜んでいる．いままでの治療と比べて遙かに有効という実感だと．よかった．

当帰湯

当帰 5　　半夏 5　　桂皮 3　　厚朴 3　　芍薬 3

参耆剤　　　　　　　　　**注目**
人参 3　　黄耆 1.5　　乾姜 1.5　　山椒 1.5　　甘草 1

生薬ポイント

当帰湯 102 は山椒と乾姜を含む参耆剤．山椒と乾姜と人参は大建中湯 100 から膠飴を抜いたもの．つまり参耆剤で大建中湯 100 をほぼ含むイメージ．当帰湯 102 を使用する頻度は少ないが，西洋医学的に問題がない，または西洋医学では治らない胸部の痛みには有効なことがある．

Level UP　肋間神経痛には人参湯 32（人参・乾姜・蒼朮・甘草）も有効である．そうすると人参と乾姜が大切なのだろうか．大塚敬節先生は肋間神経痛には人参湯 32 を使用していたが，晩年には当帰湯 102 を使用している．どちらが有効というよりも，無効なときは次を試してみるというスタンスで．

当帰湯 102 の保険病名は，背中に寒冷を覚え，腹部膨満感や腹痛のあるもの．

糖尿病の神経障害 牛車腎気丸㊁

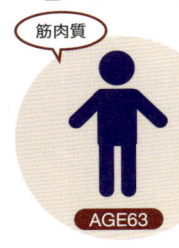

筋肉質

AGE63

がっちりタイプだが糖尿病性腎症で週3回の透析をしている．下肢の末梢神経障害で足がしびれて本当に困る．牛車腎気丸⓻を毎食前4週間投与するも無効．牛車腎気丸⓻＋附子1日量1.5gでも，3gに増量しても無効．附子を4.5gにするとしびれが嘘のように軽快．

牛車腎気丸

地黄 5	牛膝 3	山茱萸 3	山薬 3	車前子 3
沢瀉 3	茯苓 3	牡丹皮 3	桂皮 1	**注目** 附子 1

生薬ポイント

附子含有漢方薬は附子の量を増やさないと本来の効果が出ない．また附子を含まない漢方薬でも冷え性の人や，高齢者では附子を加えると効果が増す．附子はある量から突然有効となることもある．慣れない間は，ボツボツ増量していけば安全．使い慣れると附子の適量がだいたい想像できるようになる．

Level UP

八味地黄丸❼に牛膝と車前子を加えたものが牛車腎気丸⓻だが，微妙に異なる．八味地黄丸❼は地黄が6gで附子が0.5g，牛車腎気丸⓻は地黄が5gで附子が1g．附子の量が牛車腎気丸⓻の方が多いので，ともに利用できるときは，牛車腎気丸⓻を用いている．

認知症 抑肝散 ㊴

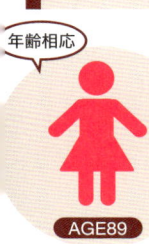

年齢相応 AGE89

数年前から認知症が進む．元気な日もあるが，まったく理解できないときもある．足腰は健康で元気なときはボケ老人には見えない．調子が悪いときは，家族の判別も困難で，意に反する命令には凶暴な受け答えになる．抑肝散 ㊴ を投与後数ヵ月で認知症の程度は不変ながら，凶暴性はほぼなくなった．家族は介護しやすいと喜んでいる．

抑肝散

			鎮静	
蒼朮 4	茯苓 4	川芎 3	釣藤鈎 3	柴胡 2
当帰 3	甘草 1.5			

生薬ポイント

抑肝散 ㊴ と加味逍遙散 ㉔ は結構似ている．柴胡・当帰・甘草・茯苓・蒼朮の5つの構成生薬に釣藤鈎と川芎を加えたものが抑肝散 ㊴，山梔子・薄荷・牡丹皮・芍薬・生姜を加えたものが加味逍遙散 ㉔．抑肝散 ㊴ は認知症，加味逍遙散 ㉔ は更年期障害で，ともに心の問題に結びつくので似ているのか．

Level UP

抑肝散加陳皮半夏 � は，抑肝散 ㊴ より虚弱な人に使用．また，六君子湯 ㊸ から陳皮と半夏を抜いた漢方薬が四君子湯 ㊆ で，こちらも六君子湯 ㊸ よりも虚弱な人に使用．抑肝散 ㊴ は陳皮・半夏が入ることで虚証向けに，六君子湯 ㊸ は陳皮・半夏を抜くことでより虚証用になる．なんとも面白い．

悪夢 桂枝加竜骨牡蛎湯 ㉖

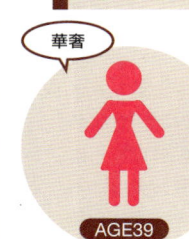

華奢
AGE39

夢見が悪いと訴えて受診．夢の内容には踏み込まないが，悪夢を見て，その頻度が多くて本当に困ると．熟睡感は当然にない．そこで定石通りに桂枝加竜骨牡蛎湯 ㉖ を投与．すると悪夢はほとんどなくなり，夢を見ても楽しい夢だと喜んでいる．

桂枝加竜骨牡蛎湯

桂枝湯 45
桂皮 4　芍薬 4　大棗 4　甘草 2　生姜 1.5

気を鎮める
竜骨 3　牡蛎 3

生薬ポイント

桂枝加竜骨牡蛎湯 ㉖ は桂枝湯 ㊺ ＋竜骨・牡蛎である．竜骨は巨大ほ乳類の骨の化石，牡蛎は牡蠣の貝殻．桂枝湯 ㊺ にそんな鉱物的な生薬を加えてなんで有効なのだろう．桂枝湯 ㊺ だけでも有効なのかもしれない．気持ちが落ち着くから．今度，患者さんに試してもらおう．桂枝湯 ㊺ と桂枝加竜骨牡蛎湯 ㉖ の違いを．

Level UP

漢方の症例報告は楽しい．すべて嘘も書けるし，いろいろ処方してやっと見つけた著効する漢方薬を最初から処方して名医を気取ることもできる．有効だった漢方薬に沿って，腹診や脈診を後から書き加えることもできる．信じるしかない．自分の経験は真実だ．自分で確かめることが何より楽しい．そして患者さんに感謝されるのが至福の時だ．

うつ病 補中益気湯 ㊶

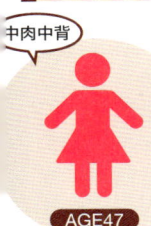

中肉中背

AGE47

他院でうつ病と診断され，向精神薬を内服加療中．うつ病は改善せず，最近疲れてしょうがない．そこで補中益気湯㊶を毎食前に投与．4週後になんだかちょっと調子がいいような．3ヵ月後には大分やる気が出てきて，6ヵ月後には抗うつ薬の減量に成功したと喜んでいる．

補中益気湯

参耆剤

黄耆 4　人参 4　蒼朮 4　当帰 3　柴胡 2
大棗 2　陳皮 2　甘草 1.5　升麻 1　生姜 0.5

生薬ポイント

補中益気湯㊶は，加味帰脾湯�137のように遠志，木香，酸棗仁など特別な生薬は含んでいない．升麻を除けばごくありふれた生薬の足し算が補中益気湯㊶．補中益気湯㊶は参耆剤の王様にて，体力気力をつけるベーシック処方．

Level UP

うつ病の人が，うつ病もどきの人が，やる気が出ないと訴えるのは当然．疲れる，眠れない，食欲が出ないとも訴える．それらは補中益気湯㊶で広くカバーできそうな訴えばかりだ．時間稼ぎも兼ねて補中益気湯㊶を使用すると，時間稼ぎ以上に補中益気湯㊶の効果を実感する．

補中益気湯㊶の保険病名は，夏やせ，病後の体力増強，結核症，食欲不振，胃下垂，感冒，痔，脱肛，子宮下垂，陰萎，半身不随，多汗症．

うつ病 香蘇散 ❼⓪

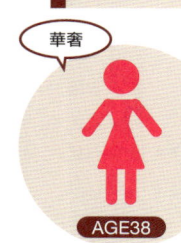

華奢 / AGE38

産後のストレスでなんとなく調子が悪い．心療内科を受診すると軽いうつ病と言われた．西洋剤の内服はしたくないので，漢方を希望して来院．香蘇散 ❼⓪ を4週間処方．4週後にはなんとなく調子がいいという．そこで4ヵ月続行．環境の変化にも慣れて大分落ち着いてきたと喜んでいる．

香蘇散

気のめぐり
香附子 4　　蘇葉 2　　陳皮 2　　甘草 1.5　　生姜 1

生薬ポイント

【香附子を含有する漢方薬】は，香蘇散 ❼⓪，滋陰至宝湯 ❾②，川芎茶調散 ①②④，竹筎温胆湯 ❾①，二朮湯 ❽❽，女神散 ❻❼．【蘇葉を含有する漢方薬】は，香蘇散 ❼⓪，柴朴湯 ❾❻，半夏厚朴湯 ①⑥，茯苓飲合半夏厚朴湯 ①①⑥，神秘湯 ❽❺，参蘇飲 ❻❻．

Level UP

　軽いうつ病やうつ病もどきに香蘇散 ❼⓪ はとてもいいと思っている．香附子，蘇葉という気のめぐりをよくする生薬と陳皮，甘草，生姜が構成生薬にてたいしたものは入っていない．でも本当によく効く．
　香蘇散 ❼⓪ の保険病名は，胃腸虚弱で神経質の人の風邪の初期のみ．これほど重宝する香蘇散 ❼⓪ の保険病名がたった1つとはなんともガッカリで，使いにくい．なんで，1つぐらい慢性の病名を入れなかったのだろう．後の祭りだ！

うつ病 六君子湯 ❹❸

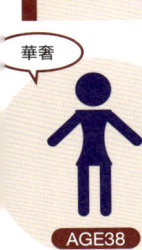

華奢
AGE38

とても溌剌とした好印象の人が，仕事のストレスで突然うつ病に．西洋剤の内服で眠れるようになり，少々元気になったが，食欲がない．そこで六君子湯 ❹❸ を内服すると，4週間後には食欲が増し，かつ気力が湧いてきた．明らかに漢方のお陰でよくなったと喜んでいる．

六君子湯

四君子湯 75 の主薬
蒼朮 4　人参 4　茯苓 4　甘草 1　　大棗 2

二陳湯 81 の主薬
半夏 4　陳皮 2　　生姜 0.5

生薬ポイント

六君子湯 ❹❸ は気力を補う，漢方でいう気虚の特効薬．気虚は現代ではうつ病も含まれると思われる．6つの君薬とは，四君子湯 ❼❺ の4つの君薬＋陳皮・半夏．
二陳湯 ❽❶ には，半夏・陳皮に茯苓・甘草・生姜が加わる．

Level UP

六君子湯 ❹❸ は虚弱な人が飲むと，だんだんと気力が増し，食欲が増し，体重が徐々に増えていく薬．ところが六君子湯 ❹❸ を飲むと胃がもたれる人がまれにいるので，陳皮と半夏を抜いた四君子湯 ❼❺ が重宝される．こちらは胃もたれがないという．四君子湯 ❼❺ をしばらく続けて，いずれ六君子湯 ❹❸ に変更する．
六君子湯 ❹❸ の保険病名は，胃炎，胃アトニー，胃下垂，消化不良，食欲不振，胃痛，嘔吐である．すべて消化器症状のみだ．実は幅広く有効なのにもったいない．

うつ病 加味帰脾湯 ⑬⑦

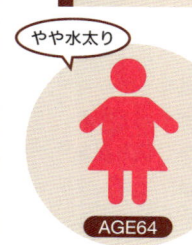

やや水太り
AGE64

妹が突然に死亡し，うつ状態．SSRIを投与され，症状はより悪化．精神科の主治医にSSRIの増量を勧められ，恐ろしくなり相談に．何より安静が大切と話し，SSRIは止め，加味帰脾湯 ⑬⑦ で頑張ってみることに．7日後には少し落ち着いたよう．時間の経過が何よりの薬，漢方はその次とお話して加味帰脾湯 ⑬⑦ を続行，1年後には元気になる．

加味帰脾湯

参耆剤
四君子湯 75
黄耆3　人参3　蒼朮3　茯苓3　大棗2

気を鎮める
柴胡3　酸棗仁3　竜眼肉3　甘草1　生姜1
遠志2　山梔子2　木香1　当帰2

生薬ポイント

よく見ると加味帰脾湯 ⑬⑦ には四君子湯 ㊆㊄ が入っている．【木香を含む漢方薬】＝加味帰脾湯 ⑬⑦，帰脾湯 ㊅㊄，女神散 ㊅㊆【遠志を含む漢方薬】＝加味帰脾湯 ⑬⑦，帰脾湯 ㊅㊄，人参養栄湯 ⑩⑧【酸棗仁湯 ⑩③ を含む漢方薬】＝加味帰脾湯 ⑬⑦，帰脾湯 ㊅㊄，酸棗仁湯 ⑩③，【竜眼肉を含む漢方薬】＝加味帰脾湯 ⑬⑦，帰脾湯 ㊅㊄

Level UP　SSRIの臨床研究によれば，プラセボでも実薬の改善度の7～8割は改善する．つまり時間経過でよくなる病気．重症なうつ病に西洋剤で介入することは当然だが，軽症うつ病などは漢方薬と生活指導や休息が最良と思う．
　加味帰脾湯 ⑬⑦ の保険病名は，貧血，不眠症，精神不安，神経症．

整形外科的な痛み止め 元気な人に
越婢加朮湯 ㉘

がっちり

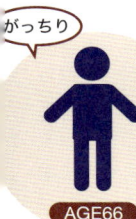

AGE66

テニスが趣味だが，肘が痛くなった．整形外科からはNSAIDsをいろいろもらったが，どれも楽にならない．生活習慣病などに対する内服はなし．そこで越婢加朮湯㉘を毎食前に内服．2週間後には痛みが消失してとても楽と，テニスを楽しんでいる．

越婢加朮湯

強く冷やす　　鎮痛
石膏 8　　　麻黄 6　　　蒼朮 4

よくある組み合せ
大棗 3　　　甘草 2　　　生姜 1

生薬ポイント

越婢加朮湯㉘は麻黄と石膏を含んでいることがキーワード．【麻黄と石膏を含む漢方薬】は，越婢加朮湯㉘，麻杏甘石湯�55，五虎湯�95，防風通聖散�62．石膏は冷やす生薬にて，発汗を期待するときには使用しない．

Level UP

傷寒論で，麻黄湯㉗より実証の薬は大青竜湯（麻黄，杏仁，石膏，桂枝，甘草，大棗，生姜）．エキス剤にはないので，麻黄湯㉗＋越婢加朮湯㉘で代用．超実証の発熱時は，石膏で少々冷やしても微似汗を誘導できるということか．日常臨床で麻黄湯㉗ではなく大青竜湯を使用することはまずない．

越婢加朮湯㉘の保険病名は，腎炎，ネフローゼ，脚気，関節リウマチ，夜尿症，湿疹である．ネフローゼや脚気が治るとは思えないが，脚気が本当に治るのであれば，江戸時代から明治初期に脚気であれほど多くの人が困らなかったであろう．

整形外科的な痛み止め 麻黄が使えない方に
桂枝加朮附湯 ⑱

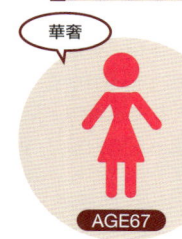

華奢

AGE67

指の関節が痛いと，整形外科ではリウマチ疾患や膠原病を否定された．整形外科の薬では痛みが軽快しないので来院．以前に葛根湯 ❶ を飲んで，ちょっとドキドキしたと．麻黄が使えない痛み止めの定石に従って桂枝加朮附湯 ⑱ を処方．4週間後にはやや楽になり，3ヵ月後にはほぼ消失．

桂枝加朮附湯

桂枝湯 45
| 桂皮 4 | 芍薬 4 | 大棗 4 | 甘草 2 | 生姜 1 |

強く温める
| 蒼朮 4 | 附子 0.5 |

生薬ポイント

桂枝加朮附湯 ⑱ ＝桂枝湯 ㊺ ＋蒼朮・附子で，附子剤の1つ．【附子を含む漢方薬】は6つ．1日量1gが牛車腎気丸 ⓚ，大防風湯 �97，麻黄附子細辛湯 ⓻，1日量0.5gが桂枝加朮附湯 ⑱，真武湯 ㉚，八味地黄丸 ❼，最大でも1日量1gである．

Level UP

附子は「ブシ末」として漢方薬と併用可能．そして追加した方が効果は増強する．ある量から突然に効果が出ることもある．附子含有漢方薬無効時には，附子増量を考慮しよう．
桂枝加朮附湯 ⑱ の保険病名は，関節痛と神経痛だ．

整形外科的な痛み止め 体力も増進させたい
大防風湯 ⑨⑦

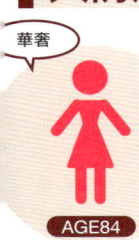

華奢
AGE84

以前から膝が痛い．筋力も弱ってうまく歩けない．体力も気力もない．食欲はある．そこで大防風湯⑨⑦を毎食前に処方する．膝の痛みはなくならないが，以前より生活の範囲が広がった．歩き方がしっかりしてきたと喜んでいる．

大防風湯

四物湯 71
| 地黄 3 | 芍薬 3 | 当帰 3 | 川芎 2 | 蒼朮 3 |

参耆剤
| 黄耆 3 | 人参 1.5 | 杜仲 3 | 防風 3 | 甘草 1.5 |

強く温める
| 羌活 1.5 | 牛膝 1.5 | 大棗 1.5 | 乾姜 1 | 附子 1 |

生薬ポイント

大防風湯⑨⑦はまず，参耆剤，そして地黄剤，また附子と乾姜を含む．【参耆剤で地黄を含むもの】は，大防風湯⑨⑦，十全大補湯㊽，人参養栄湯⑩⑧．【附子と乾姜を含む漢方薬】は大防風湯⑨⑦のみ．【杜仲を含む漢方薬】は大防風湯⑨⑦のみ．【牛膝を含む漢方薬】は，大防風湯⑨⑦，疎経活血湯㊼，牛車腎気丸⑩⑦．【羌活を含む漢方薬】は，大防風湯⑨⑦，疎経活血湯㊼，川芎茶調散⑫④．

Level UP

大防風湯⑨⑦は参耆剤で地黄を含むため，まれに胃がもたれて飲めない人がいる．附子と乾姜という強力な温める生薬を含む．大防風湯⑨⑦はリウマチの参耆剤とイメージすると使いやすい．

大防風湯⑨⑦の保険病名は，下肢の関節リウマチ，慢性関節炎，痛風である．

ぎっくり腰
芍薬甘草湯 68 ＋ 疎経活血湯 53

(中肉中背)

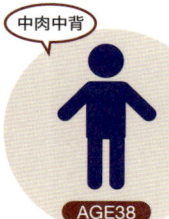

AGE38

以前より，ぎっくり腰持ち．今回も突然ぎっくり腰で漢方に興味があるので試してみたいと来院．芍薬甘草湯 68 を1日数回飲み，ある程度落ち着いたら芍薬甘草湯 68 ＋疎経活血湯 53 に変更するように説明する．西洋薬と併用したが，西洋薬単独に比べて断然著効したと喜ばれた．

疎経活血湯

四物湯 71

芍薬 2.5	地黄 2	川芎 2	当帰 2	蒼朮 2
桃仁 2	茯苓 2	威霊仙 1.5	羌活 1.5	牛膝 1.5
陳皮 1.5	防已 1.5	防風 1.5	竜胆 1.5	甘草 1
白芷 1	生姜 0.5			

生薬ポイント

【威霊仙を含む漢方薬】は，疎経活血湯 53 と二朮湯 88．【羌活を含む漢方薬】は，疎経活血湯 53，川芎茶調散 124，大防風湯 97．【牛膝を含む漢方薬】は，疎経活血湯 53，牛車腎気丸 107，大防風湯 97．【竜胆を含む漢方薬】は，疎経活血湯 53，立効散 110，竜胆瀉肝湯 76．

Level UP

芍薬甘草湯 68 は芍薬と甘草の即効性のある漢方薬（2種類のみ）．その後，腰痛に幅広く有効な疎経活血湯 53 と併用する．疎経活血湯 53 は17種の構成生薬よりなり，芍薬と甘草も含まれている．構成生薬数が多くなると徐々に効くイメージ．

坐骨神経痛 牛車腎気丸 107

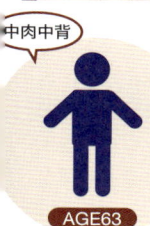

中肉中背

AGE63

他院で坐骨神経痛と診断．両下肢のしびれ，痛み，夜間頻尿，気力・精力の減退なども訴える．そこで牛車腎気丸 107 を毎食前に投与．4週間後，頻尿以外はあまり良くなっていないと．1つでも良くなっていれば続行とし，その後6ヵ月投与．次第に諸症状が楽になる．

牛車腎気丸

滋養強壮
地黄 5　　牛膝 3　　山茱萸 3　　山薬 3　　車前子 3

　　　　　　　　　　　　　　　　　　　強く温める
沢瀉 3　　茯苓 3　　牡丹皮 3　　桂皮 1　　附子 1

生薬ポイント

牛車腎気丸 107 ＝八味地黄丸 7 ＋牛膝・車前子，八味地黄丸 7 ＝六味丸 87 ＋附子・桂皮，【山茱萸を含む漢方薬】は，六味丸 87，八味地黄丸 7，牛車腎気丸 107，【山薬を含む漢方薬】は，六味丸 87，八味地黄丸 7，牛車腎気丸 107，啓脾湯 128．

Level UP
　　牡丹皮には駆瘀血作用があるが，他の駆瘀血作用を有する生薬である桃仁，紅花，大黄，当帰などがないので，駆瘀血作用は弱く，通常，六味丸 87，八味地黄丸 7，牛車腎気丸 107 は，駆瘀血剤に分類されない．
　　牛車腎気丸 107 の保険病名は，下肢痛，腰痛，しびれ，老人のかすみ目，かゆみ，排尿困難，頻尿，むくみである．

間欠性跛行
当帰四逆加呉茱萸生姜湯 ㊳

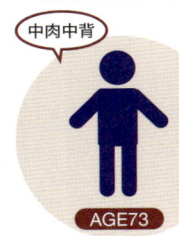

(中肉中背) AGE73

両下肢閉塞性動脈硬化症,脊柱管狭窄症も間欠性跛行もあり.西洋薬を内服中.もう少し歩けるようにと来院.西洋薬剤は続行で,当帰四逆加呉茱萸生姜湯㊳を毎食前に投与.4週間後に前より少し歩けるようになった気がする.そこで6ヵ月続行.歩く距離が明らかに伸びたと.

当帰四逆加呉茱萸生姜湯

桂枝湯 45
大棗 5　桂皮 3　芍薬 3　甘草 2　生姜 1

鎮痛
当帰 3　木通 3　呉茱萸 2　細辛 2

生薬ポイント

当帰四逆加呉茱萸生姜湯㊳は,実は桂枝湯㊺＋当帰・木通・呉茱萸・細辛.【細辛を含む漢方薬】は,当帰四逆加呉茱萸生姜湯㊳,小青竜湯⑲,麻黄附子細辛湯�127,立効散�110,苓甘姜味辛夏仁湯�119.【木通を含む漢方薬】は,当帰四逆加呉茱萸生姜湯㊳,消風散㉒,通導散�105,五淋散�56,竜胆瀉肝湯㊻.

Level UP

当帰四逆加呉茱萸生姜湯㊳はしもやけの特効薬.腰痛にも有効.脊柱管狭窄症にも有効.そして血管性の間欠性跛行にも有効.どの生薬が特別大切かわからないので,生薬の足し算算で有効性を出しているのだろう.漢方薬らしい薬と思っている.

当帰四逆加呉茱萸生姜湯㊳の保険病名は,しもやけ,頭痛,下腹部痛,腰痛である.

慢性腰痛 疎経活血湯 ㊼

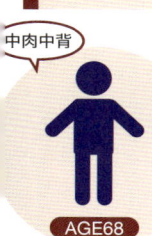

中肉中背
AGE68

以前より腰痛持ち．孫の運動会で頑張りすぎて，腰痛が悪化した．疎経活血湯 ㊼ を毎食前に投与．4週間後には相当楽になる．

疎経活血湯

四物湯 71　　　　　駆瘀血剤

芍薬 2.5　地黄 2　　川芎 2　当帰 2　　桃仁 2

利水剤

蒼朮 2　茯苓 2　陳皮 1.5　　威霊仙 1.5　羌活 1.5

鎮痛

牛膝 1.5　防已 1.5　防風 1.5　竜胆 1.5　甘草 1

白芷 1　生姜 0.5

生薬ポイント

疎経活血湯 ㊼ は 17 種の構成生薬よりなる．よって，効果は即効性というよりも徐々に効いてくる．疎経活血湯 ㊼ には四物湯 71 が含まれている．当帰，桃仁という駆瘀血効果のある生薬を複数含むので駆瘀血剤とも言える．蒼朮，茯苓，陳皮と利水剤も複数存在する．

Level UP

疎経活血湯 ㊼ は予想以上に効果的という印象がある．西洋医学で楽にならない，楽になったがもっと楽になりたいというような訴えに，使用可能である．麻黄はなく，甘草も 1 g にて長期投与も安心である．

疎経活血湯 ㊼ の保険病名は，関節痛，神経痛，腰痛，筋肉痛である．

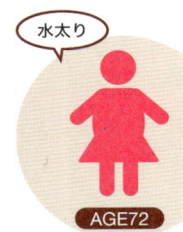

変形性膝関節症
防已黄耆湯❷⓪＋越婢加朮湯❷❽

(水太り) AGE72

変形性膝関節症で整形外科通院中．もう少し痛みをとってもらいたいと．定石に従い防已黄耆湯❷⓪単独で4週間処方するも効果なし．そこで越婢加朮湯❷❽を毎食前に各1包併用する．すると4週間後には見違えるように楽になったと．血圧に注意しながら継続投与中．

防已黄耆湯

	共通			
黄耆 5	蒼朮 3	大棗 3	甘草 1.5	生姜 1

鎮痛
防已 5

＋

越婢加朮湯

強く冷やす
石膏 8

	共通			
	蒼朮 4	大棗 3	甘草 2	生姜 1

鎮痛
麻黄 6

生薬ポイント

越婢加朮湯❷❽と防已黄耆湯❷⓪はともに構成生薬が6個で，かつ4つは共通．防已黄耆湯❷⓪は字のごとく4つの共通生薬＋防已と黄耆，越婢加朮湯❷❽は4つの共通生薬＋麻黄と石膏．こう考えるとわかりやすい．麻黄は水太りの人は胃がムカムカしたり，心臓がドキドキして飲めないことあり．

Level UP

越婢加朮湯❷❽は麻黄剤である．麻黄にはエフェドリンが含まれており，交感神経刺激作用がある．つまり漫然と投与すると血圧が上昇する可能性がある．最近は血圧計が安いので，自宅用でチェックしてもらえば安心して長期処方ができる．越婢加朮湯❷❽の併用で断然効果が増す．

むち打ち症 葛根加朮附湯

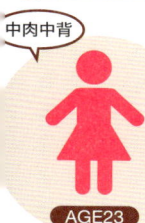

中肉中背 **AGE23**

交通事故でむち打ち症．半年後，整形外科では特別な処置はなく，症状は固定していると言われたが首から左手にかけて，しびれと痛みがあり，本当に困ると．整形外科的な痛み止めはどれも無効．葛根湯❶＋桂枝加朮附湯⓲を毎食前に投与．4週後に以前より少しだけ楽と．3ヵ月後にはほぼ訴えが消失．

葛根湯

桂枝湯 45
| 大棗 3 | 甘草 2 | 桂皮 2 | 芍薬 2 | 生姜 2 |

鎮痛
| 葛根 4 | 麻黄 3 |

＋

桂枝加朮附湯

桂枝湯 45
| 桂皮 4 | 芍薬 4 | 大棗 4 | 甘草 2 | 生姜 1 |

鎮痛
| 蒼朮 4 | 附子 0.5 |

生薬ポイント

葛根湯❶＝桂枝湯㊺＋麻黄・葛根，桂枝加朮附湯⓲＝桂枝湯㊺＋蒼朮・附子，よって，葛根湯❶＋桂枝加朮附湯⓲＝葛根加朮附湯で代用可能．甘草が5gとなるので偽アルドステロン症に注意．また麻黄剤にて長期投与には高血圧や頻脈に注意することは当然．

Level UP

三和生薬株式会社が葛根加朮附湯の保険適応漢方エキス剤を提供している．もちろん手元にこれがあれば1包の内服で済むので最良．

打撲・捻挫 桂枝茯苓丸 ㉕

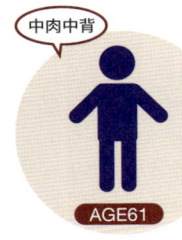

（中肉中背）
AGE61

今度，お腹の手術をするので漢方薬が欲しいと来院．執刀医は漢方薬の内服を許可していると．手術はお腹の打撲みたいなものと考え，桂枝茯苓丸 ㉕ を処方した．有効かどうかの判断は困難だが，患者は合併症なく元気になったと喜んでいた．漢方のお陰かな．

桂枝茯苓丸

　　　　　　　　　　　　　　駆瘀血剤
桂皮 3　　芍薬 3　　桃仁 3　牡丹皮 3　　茯苓 3

生薬ポイント

桂枝茯苓丸 ㉕ は桂枝と茯苓という構成生薬を名前にしている．しかし駆瘀血作用を有する生薬は，桃仁と牡丹皮である．実証向けの駆瘀血剤の代表にて 5 つの構成生薬を暗記するのも悪くはない．大黄，牡丹皮，桃仁，紅花のうちに，2 つ以上あると駆瘀血効果が高くなる．桂枝茯苓丸 ㉕，通導散 ⑩⑤，治打撲一方 �89，大黄牡丹皮湯 ㉝，桃核承気湯 ㊲ などがある．

Level UP
瘀血のヒントは，目の下のクマ，しみ・そばかす，舌下静脈の怒張，痔疾患，下肢静脈瘤もどき，臍の脇の圧痛などなど．これだけではないので駆瘀血剤で治る病態・症状を瘀血と覚えよう．男性にも使用できるようになると上達する．
桂枝茯苓丸 ㉕ の保険病名に睾丸炎があるのが嬉しい．

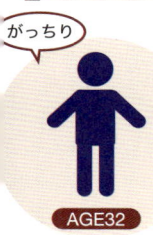

打撲・捻挫 通導散(つうどうさん)105

(がっちり)
AGE32

球技で足首を捻挫し整形外科に通院中．漢方の併用を希望．足首が腫れて動かすととても痛いと，出血斑もあり．そこで実証向け駆瘀血剤である通導散105を毎食前4週間投与．4週間後には元気に．漢方がどれだけ効いたかは不明．自然経過とも考えられる．

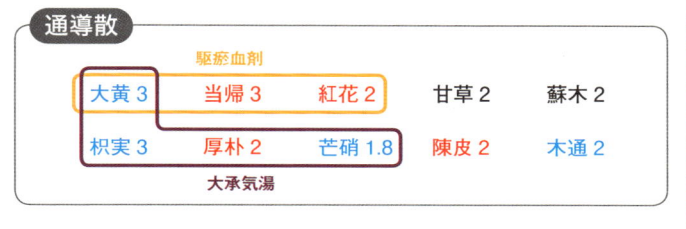

通導散

駆瘀血剤
| 大黄3 | 当帰3 | 紅花2 | 甘草2 | 蘇木2 |
| 枳実3 | 厚朴2 | 芒硝1.8 | 陳皮2 | 木通2 |

大承気湯

生薬ポイント

通導散105は10個の構成生薬からなる漢方薬．大黄，当帰，紅花という駆瘀血作用を有する生薬を含む．また大黄と芒硝があるので承気湯類でもある．また，大承気湯133（厚朴・枳実・大黄・芒硝）をそのまま含む．蘇木を含有する漢方薬は通導散105のみ．

Level UP

通導散105はムチ打ちの刑に処せられた人に飲ませたという．事実とすれば打撲などの外傷に有効と思われる．

通導散105の保険病名は，月経不順，月経痛，更年期障害，腰痛，便秘，打ち身（打撲），高血圧の随伴症状（頭痛，めまい，肩こり）である．

打撲・捻挫 治打撲一方 ❽❾

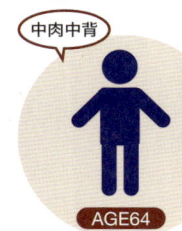

中肉中背
AGE64

漢方ファンの患者さん．今まで自分の諸症状にいろいろな漢方薬を試している．今回は，足首の捻挫をしたので，治打撲一方 ❽❾ を試したいと．そこで毎食前に2週間処方．再診時，あれは効いたと教えてくれた．

治打撲一方

駆瘀血剤

桂皮 3　　川芎 3　　大黄 1　　川骨 3　　樸樕 3

甘草 1.5　　丁子 1

生薬ポイント

治打撲一方 ❽❾ は7つの構成生薬からなる薬．川骨を含む漢方薬は治打撲一方 ❽❾ のみ．樸樕は治打撲一方 ❽❾ と十味敗毒湯 ❻．丁子は治打撲一方 ❽❾ と女神散 ❻❼．川骨と大黄という駆瘀血作用の生薬を含有している．字のごとく打撲に有効な漢方薬である．

Level UP

漢方ファンの患者さんからは教えてもらうことが多い．副作用に問題なければ，「この薬，この症状に効くのかな？」と思っても，本人の希望に従い処方している．効けばこちらも勉強になる．たくさんの漢方ファンからたくさんの思いがけない経験をさせてもらっている．

治打撲一方 ❽❾ の保険病名は，打撲によるはれ及び痛みである．

更年期障害もどき 加味逍遙散㉔

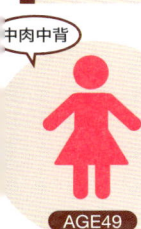

中肉中背
AGE49

数年間から更年期障害の症状がひどくなる．生理は順調に来る．突然イライラ，ドキドキする．汗が噴き出る．手足が冷える．狭い空間が苦手．ホルモン剤は不快な作用が強く飲めなかった．そこで漢方を希望．加味逍遙散㉔の投与で相当症状は軽快する．

加味逍遙散

柴胡剤
柴胡 3　　芍薬 3　　蒼朮 3

駆瘀血剤
当帰 3　　牡丹皮 2

茯苓 3　　甘草 1.5　　生姜 1

気持ちに作用
山梔子 2　　薄荷 1

生薬ポイント

【薄荷を含む漢方薬】は，加味逍遙散㉔，荊芥連翹湯㊿，柴胡清肝湯⑳，滋陰至宝湯㊴，清上防風湯㊺，川芎茶調散⑭，防風通聖散㊲である．山梔子と並んで気をめぐらす作用がある．柴胡剤で，蒼朮・茯苓という利水剤を含む．そして駆瘀血作用がある当帰・牡丹皮を含む．そんな組み合わせで更年期障害の症状に有効となる．

Level UP

ツムラエキス剤で柴胡を含むものは 22，芍薬は 44，蒼朮は 34，当帰は 38，茯苓は 46，山梔子は 13，牡丹皮は 8，甘草は 94，生姜は 51，薄荷は 7．加味逍遙散㉔は特別な生薬はないが，更年期障害の症状のファーストチョイスであることがおもしろい．漢方は足し算の結晶だと感じる．

更年期障害もどき 女神散 ㊻

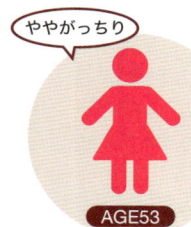

ややがっちり

AGE53

更年期障害が強く定石に従って加味逍遙散 ㉔ を試みたが無効．そこで女神散 ㊻ を投与．食前の4週間投与でなんとなく調子がいいと，そこで続行．数ヵ月後には最悪の状態からは脱して，大分楽と．

女神散

気を鎮める	駆瘀血剤		瀉心湯類	
香附子3	川芎3	当帰3	黄芩2	黄連1
桂皮2	蒼朮3	人参2	檳榔子2	甘草1
丁子1	木香1			

生薬ポイント

女神散 ㊻ は12の構成生薬からなる薬．【香附子を含む漢方薬】は女神散 ㊻ の他，香蘇散 ㊟，滋陰至宝湯 �92，川芎茶調散 ⑫㊃，竹筎温胆湯 �91，二朮湯 �88 の6種類．黄連と黄芩を含むので瀉心湯類で，気持ちを鎮める効果が強い．当帰は駆瘀血作用を有し，地黄がなければ1剤でも強い駆瘀血作用を有する．【檳榔子を含む漢方薬】は女神散 ㊻ のみ．

Level UP

更年期障害の症状のファーストチョイスは加味逍遙散 ㉔ で，セカンドチョイスが女神散 ㊻．加味逍遙散 ㉔ タイプは来る度に訴えがいろいろ，女神散 ㊻ タイプはいつ来ても同じことを執拗に訴えるといったイメージだが，ヒントに過ぎない．効かなければ他方をトライ．

更年期障害もどき 抑肝散㊴

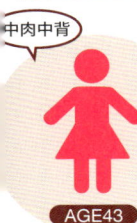

中肉中背
AGE43

更年期障害の症状に漢方を希望．加味逍遙散㉔と女神散㊻が無効．そこで抑肝散㊴を処方．4週間後には今までの2剤よりは効果があるが，すべてが治る訳ではない．でも飲んでいると楽なので内服の継続を希望．

抑肝散

利水剤
蒼朮 4　　茯苓 4

駆瘀血剤
川芎 3　　当帰 3

気を鎮める
釣藤鈎 3

柴胡剤
柴胡 2　　甘草 1.5

生薬ポイント

抑肝散㊴の構成生薬は7つと比較的少ない．【釣藤鈎を含む漢方薬】は，抑肝散㊴，抑肝散加陳皮半夏㊳の他は，釣藤散㊼と七物降下湯㊻にて釣藤鈎がキーの生薬と思われる．利水作用が強い蒼朮と茯苓，駆瘀血作用のある当帰と川芎，そして柴胡剤でもある．

Level UP　　ツムラ保険適応漢方エキス剤は128処方．そのなかで，甘草の含まれる漢方薬は94，茯苓は46，当帰は38，蒼朮は34，川芎は25，柴胡は22，そして釣藤鈎が4である．釣藤鈎以外は頻用生薬の組み合わせであることが面白い．

更年期障害もどき
さいこかりゅうこつぼれいとう
柴胡加竜骨牡蛎湯 ⑫

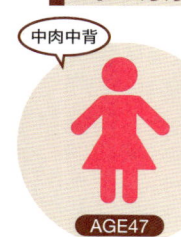

中肉中背

AGE47

更年期障害の症状で，加味逍遙散 ㉔，女神散 �67，抑肝散 �554 を使用しても特段の効果なし．そこで柴胡加竜骨牡蛎湯 ⑫ を4週間投与するとなんだかいいようだと．少しでも調子がいいのであれば続行．6ヵ月後には今までよりは少々楽だと．

柴胡加竜骨牡蛎湯

柴胡剤

| 柴胡 5 | 黄芩 2.5 | 半夏 4 | 桂皮 3 | 茯苓 3 |

気を鎮める

| 大棗 2.5 | 人参 2.5 | 牡蛎 2.5 | 竜骨 2.5 | 生姜 1 |

生薬ポイント

加味逍遙散 ㉔ も女神散 �67，抑肝散 �554，そして柴胡加竜骨牡蛎湯 ⑫ も柴胡剤．柴胡加竜骨牡蛎湯 ⑫ には駆瘀血作用が強い生薬が含まれないことが例外的．しかし竜骨・牡蛎という気分を落ち着かせる生薬を含んでいる．

Level UP

更年期障害はその定義自体が幅広いので，使用する薬もいろいろである．「家内の更年期障害と同じような症状だ」と訴えた初老期の男性にも加味逍遙散 ㉔ は著効した．参耆剤や四物湯 ㊉ 類が有効なこともある．効かないときはいろいろと試してみればいい．治れば，楽になればいいのだから．駆瘀血剤を躊躇せず男性に使用できるようになると上達する．

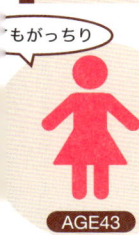

婦人科疾患一般 とてもがっちり
桃核承気湯 ❻❶

もがっちり
AGE43

更年期障害の症状と便秘が困る．頑固な便秘で，市販の便秘薬ではすっきりでない．そこで桃核承気湯 ❻❶ を4週間投与する．最初は1包から飲んで，問題なければ徐々に増量し，毎食前に飲むように．再診時，快便で，更年期障害も軽くなったと．その後，愛用薬になる．

桃核承気湯

気を鎮める	駆瘀血剤	承気湯類		
桂皮 4	桃仁 5	大黄 3	芒硝 0.9	甘草 1.5

生薬ポイント

桃核承気湯 ❻❶ は5つの構成生薬からなる薬．そして大黄と芒硝を含むので承気湯類になる．大黄には瀉下作用の他にも駆瘀血作用があることが魅力で，駆瘀血作用を有する桃仁もあるので，駆瘀血剤で瀉下剤といったイメージ．桂皮があるので気持ちも鎮まる．

Level UP
大黄には瀉下作用の他，抗炎症，鎮静，駆瘀血作用がある．ということは大黄含有の漢方薬で，便秘だけに使用される麻子仁丸 ❶❷❻ や潤腸湯 ❺❶ でも生理痛や更年期障害が楽になる可能性がある．なんでも起こることが楽しい漢方の魅力である．

婦人科疾患一般 がっちり
桂枝茯苓丸 ㉕
（けいしぶくりょうがん）

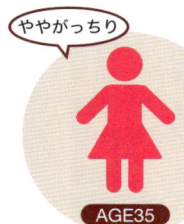

ややがっちり

AGE35

生理と排卵の日に不調になると．3歳の子どもが1人いる．便秘はない．そこで桂枝茯苓丸㉕を4週間処方．あまり変化はないというが，悪い感じもしないというので続行．3ヵ月後には不調の程度はすこぶる楽に．

桂枝茯苓丸

気を鎮める			駆瘀血剤	
桂皮 3　　茯苓 3		芍薬 3	桃仁 3	牡丹皮 3

生薬ポイント

桂枝茯苓丸㉕は5つの構成生薬からなる．利水剤は茯苓のみで利水効果は強くなく，大黄は含まれていないので瀉下作用もなく，純粋に桃仁と牡丹皮による強い駆瘀血作用がメインの漢方薬．桂皮があるので気持ちが鎮まる．

Level UP

桃仁は桃の種を割ると出てくるアーモンドの種のようなもの．杏仁はあんずの種の中の種．桃仁と似ているが微妙に尖端の形状が異なる．ともかく桃仁は駆瘀血作用が強い．一方で杏仁は呼吸器系の症状に使用され，瘀血作用はない．似ていても作用は異なるということ．

婦人科疾患一般 弱々しいタイプ
当帰芍薬散㉓

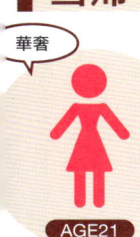

華奢

AGE21

生理になると痛みが激しく，授業に集中できない．痛みで休むこともある．漢方の講義で，漢方に興味を持ち飲んでみようと思ったと受診．当帰芍薬散㉓を4週間投与．その後は授業の合間に取りに来る．前よりは痛みは楽と喜んでいる．

当帰芍薬散

利水剤

蒼朮 4	沢瀉 4	茯苓 4

四物湯 71 マイナス地黄

芍薬 4	当帰 3	川芎 3

生薬ポイント

四物湯(71)（当帰・芍薬・川芎・地黄）から地黄が抜けると，駆瘀血作用が強力になり，効果が前面に出てくるように感じる．当帰芍薬散㉓に敢えて地黄がないからだ．

Level UP

当帰・芍薬・川芎があり地黄がないのは4（温経湯(106)，五積散(63)，当帰芍薬散㉓，防風通聖散(62)）．当帰・芍薬・川芎・地黄をすべて含むのは11（温清飲(57)，芎帰膠艾湯(77)，荊芥連翹湯㊿，柴胡清肝湯(80)，七物降下湯㊻，四物湯(71)，十全大補湯㊽，疎経活血湯(53)，大防風湯(97)，猪苓湯合四物湯(112)，当帰飲子(86)）

JCOPY 88002-181

月経前緊張症 抑肝散 ㊴

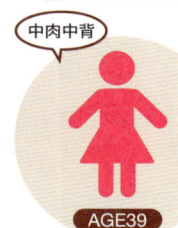

中肉中背
AGE39

生理の前になるとイライラ感が募り，周囲に，特に子どもに当たり散らす．自分自身では解決できないといって来院．抑肝散 ㊴ を毎食前に 4 週間投与．少々楽になったと，当たり散らす頻度が減ったと．そこで気長に飲むように勧めると，その後は自分でコントロールできるようになったと喜んでいる．

抑肝散

共通
| 蒼朮 4 | 茯苓 4 | 川芎 3 | 当帰 3 | 甘草 1.5 |

釣藤鈎 3　柴胡 2

比較

当帰芍薬散

共通
| 蒼朮 4 | 茯苓 4 | 川芎 3 | 当帰 3 | 芍薬 4 |

沢瀉 4

Level UP

漢方の巨匠，和田東郭は抑肝散加芍薬を頻用している．くわしくは「飛訳モダン・カンポウ拾い読み蕉窓雑話」をお読み下さい．いっそ抑肝散 ㊴ 合加味逍遙散 ㉔ という処方もあってよさそうだ．5 種類が共通にて 12 種類の生薬数にしかならない．確かに臨床では，抑肝散 ㊴ もそこそこいい，加味逍遙散 ㉔ もそこそこいい．そこで両方飲みたいという患者さんもいる．そして効くこともある．しかし，1 剤から始めるが漢方の基本だ．

月経前緊張症 加味逍遙散 ㉔

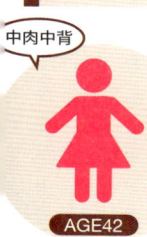

中肉中背
AGE42

月経が始まる前に、精神的に不調になる。月経が始まると一気に楽になる。定石に従って抑肝散 ㊺ を4週間処方するも、効いた感が全くない。そこで加味逍遙散 ㉔ を4週間投与したところ、少々良さそうだと。そこで続行。次第に落ち着きを取り戻した。

加味逍遙散

抑肝散 54 と共通

柴胡3	蒼朮3	当帰3	茯苓3	甘草1.5
芍薬3	山梔子2	牡丹皮2	生姜1	薄荷1

生薬ポイント

柴胡・甘草・蒼朮・茯苓・当帰の5種類の生薬は抑肝散 ㊺ と共通。それに芍薬・生姜・薄荷が加わると逍遙散。それに牡丹皮と山梔子が加わると加味逍遙散 ㉔ になる。

Level UP

加味逍遙散 ㉔ のイメージは「いろいろと思い悩むとき」。抑肝散 ㊺ のイメージは「気持ちが高ぶるとき」。ともに精神的な訴えだ。ストレス社会といわれる今日この頃、ますますこの2剤の活躍の場が増えると思っている。漢方は食べものの延長と思って、気軽に飲んでみればいい。一方で西洋剤は依存症も離脱症状もある。西洋剤でなければ駄目なときに副作用を承知で使用するものと僕は思っている。

月経前緊張症 桃核承気湯 ❻❶

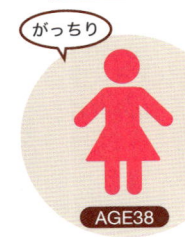

(がっちり)

AGE38

月経の前にすこぶる調子が悪いと．頑固な便秘もある．婦人科でホルモン剤もトライしたが，かえって調子が悪くなったと．そこで桃核承気湯❻❶を投与．便秘は解消し，そして月経前の不調も大分楽になったと．その後は自分の体調に合わせて飲んでいると．

桃核承気湯

気を鎮める	駆瘀血剤	承気湯類		
桂皮 4	桃仁 5	大黄 3	芒硝 0.9	甘草 1.5

生薬ポイント

桃核承気湯❻❶は生薬から考えるとわかりやすい薬．桃仁・大黄という駆瘀血作用の生薬を含む．そして大黄と芒硝で排便を強く促し，そして気も晴れる承気湯類．それに気分が鎮まる桂皮が入っている．5種類の生薬構成だ．調胃承気湯❼❹（大黄・芒硝・甘草）＋桂皮・桃仁とも理解できる．

Level UP

桃核承気湯❻❶には大黄が含まれているので注意しよう．大黄には瀉下作用も鎮静作用も抗炎症作用もあるので，それを知って使えばこれほど楽しい薬はない．桂枝茯苓丸❷❺に大黄が加わったようなイメージだ．保険適応漢方エキス剤で使用するときは，桂枝茯苓丸❷❺と桃核承気湯❻❶を便通に合わせて適当に組み合わせても楽しい．

経血量が多い 芎帰膠艾湯 �77

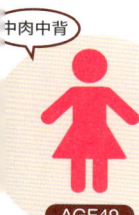

中肉中背
AGE49

婦人科で子宮筋腫，子宮内膜症と言われている．経血量が多く，ヘモグロビンが低下する．婦人科からは，閉経まで頑張れば，貧血は改善すると言われている．そこで漢方の相談に受診．芎帰膠艾湯 �77 を毎食前に開始すると，経血量が減ったような気がすると．本人が長期内服を希望し，貧血は悪化せず経過している．

芎帰膠艾湯

四物湯 71
地黄 5　　芍薬 4　　当帰 4　　川芎 3　　甘草 3

止血
阿膠 3　　艾葉 3

生薬ポイント

芎帰膠艾湯 �77 は四物湯 �71（当帰・芍薬・川芎・地黄）を含んでいる．四物湯 �71 ＋阿膠・艾葉・甘草＝芎帰膠艾湯 �77，四物湯 �71 ＋黄連解毒湯 ⑮（黄連・黄芩・黄柏・山梔子）＝温清飲 �57，四物湯 �71 ＋四君子湯 �75 の君薬 4 つ（茯苓・人参・甘草・蒼朮）＋桂皮・黄耆＝十全大補湯 ㊽ 他に，七物降下湯 ㊻，疎経活血湯 ㊳，大防風湯 �97，当帰飲子 �86 にも含まれる．

Level UP

四物湯 �71 は血虚の特効薬．血虚は極めてあいまいな概念だが，現代でいう貧血症状が含まれていることは間違いない．栄養失調のような貧血様症状も当然に含まれていたはずだ．そんな状態に有効なことがあるのが四物湯 �71 を含む漢方薬だ．
芎帰膠艾湯 �77 には，痔出血しか保険病名がない．

生理・出産・妊娠で悪化
当帰芍薬散 ㉓

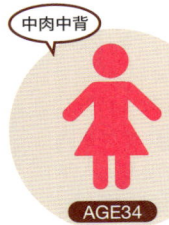

中肉中背
AGE34

慢性蕁麻疹にて大学病院皮膚科加療中．数年治らない．よく聞けば，「生理の前後に悪化する」と．定石では，茵蔯蒿湯 ⑬⑤ や十味敗毒湯 ⑥ が候補に挙がるが，まず当帰芍薬散 ㉓ を4週間処方．なんとなくいいような，と言うので，続行．1年後には蕁麻疹の出現頻度が激減する．

当帰芍薬散

芍薬4　蒼朮4　沢瀉4　茯苓4　川芎3
地黄なし
当帰3

生薬ポイント

当帰を含み地黄がないものは駆瘀血作用があると考えると整合性が合う．そしてその中から麻黄剤と参耆剤を抜けばさらにクリアになる．すると温経湯 ⑯ ，乙字湯 ③ ，加味逍遙散 ㉔ ，滋陰至宝湯 ⑨② ，清肺湯 ⑨⓪ ，通導散 ⑩⑤ ，当帰建中湯 ⑫③ ，当帰四逆加呉茱萸生姜湯 ㊳ ，当帰芍薬散 ㉓ ，女神散 ㊲ ，抑肝散 �554 ，抑肝散加陳皮半夏 ㊱ となる．

Level UP

当帰あり地黄なしの参耆剤は，加味帰脾湯 ⑬⑦ ，当帰湯 ⑩② ，補中益気湯 ㊶ ，当帰あり地黄なしの麻黄剤は，五積散 ㊳ ，防風通聖散 ㊲ ，薏苡仁湯 ㊷ ．

妊娠時の風邪 桂枝湯㊺

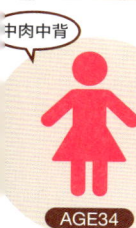

中肉中背

AGE34

妊娠中．風邪の引き始めで，漢方の風邪薬が欲しいと．妊娠前に葛根湯❶が効いたので同じものを希望．「妊娠時は水分量が増えてやや虚弱体質になるので，日頃は葛根湯❶でも桂枝湯㊺がいいと思う」と説明する．桂枝湯㊺でよく効いたと．

桂枝湯

発汗解熱鎮痛

| 桂皮 4 | 芍薬 4 | 大棗 4 | 甘草 2 | 生姜 1.5 |

生薬ポイント

桂枝湯㊺は5種類の構成生薬からなる漢方の基本処方の1つ．虚弱な人向けの風邪薬で，香蘇散㊰でも代用可能．桂枝湯㊺も香蘇散㊰も麻黄がないことが大切．風邪っぽいときはシナモン（桂皮）ティーを飲んでも楽になることがある．桂枝湯㊺はそれよりは著効する．

Level UP　漢方薬の妊婦や胎児への安全性は実は不明瞭．漢方薬が生薬の足し算で，生薬自体もいろいろな成分を含んでいるので，すべての成分に関して安全だと言い切ることが難しい．だからこそ，すべての漢方薬には安全性は不明としてある．事実は，保険適応漢方エキス剤で流産早産した報告は一例もない．つまり今までは安全．
桂枝湯㊺の保険病名は，体力が衰えたときの風邪の初期だけである．

妊娠時の咳 麦門冬湯㉙

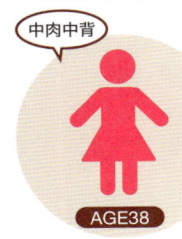

(中肉中背) AGE38

妊娠7ヵ月　妊娠してお腹が大きくなってきてから空咳がでる．出始めると止まらず寝られないこともある．そこで麦門冬湯㉙を毎食前に投与．追加の内服も可能と説明する．再診時，咳は大分治まって助かっていると．

麦門冬湯

咳・気を鎮める
麦門冬 10　半夏 5　　大棗 3　　甘草 2　　人参 2
粳米 5

生薬ポイント

麦門冬湯㉙には麻黄も大黄も入っていない．咳止めの効果は短時間のことが多いので，追加内服可としている．甘草が2gなので，倍量を長期間用いることには注意．粳米は麦門冬湯㉙と白虎加人参湯㉞に含まれている．いわゆる，うるち米のことで滋養強壮の作用があると思われている．

Level UP

脚気は江戸患いと言われていた．江戸では玄米を精米した白米を食べる習慣があり，ビタミンB_1欠乏になった．玄米をただ散として内服すれば治ったのであろう．玄米を煎じるとビタミンは活性を失うので脚気には無効．実は脚気の治療法を知っていた．でも隠していたのだ．本当に有効な知恵や薬は一子相伝，家伝の秘薬などとして，一切公にしなかった．

麦門冬湯㉙の保険病名は，痰の切れにくい咳，気管支炎，気管支ぜんそくである．

つわり 小半夏加茯苓湯㉑

中肉中背

AGE41

初めての妊娠でつわりが激しい．食べ物の臭いだけでも嘔気や嘔吐を催す．漢方を希望し受診．小半夏加茯苓湯㉑を冷やして頻回に，吐いても少量ずつ飲むように指導する．すると嘔気が減少することがあると．上手に，適当に小半夏加茯苓湯㉑を内服しながら，なんとか無事出産した．

小半夏加茯苓湯

小半夏湯

半夏 6　生姜 1.5　茯苓 5

生薬ポイント

小半夏加茯苓湯㉑は小半夏湯（半夏・生姜）に茯苓を足した簡単な処方．小半夏加茯苓湯㉑（茯苓・半夏・生姜）は多くの漢方薬に含まれている．五積散(63)，柴胡加竜骨牡蛎湯⑫，柴朴湯(96)，柴苓湯(114)，参蘇飲(66)，竹茹温胆湯(91)，釣藤散㊼，二朮湯(88)，二陳湯(81)，半夏厚朴湯⑯，半夏白朮天麻湯㊲，茯苓飲合半夏厚朴湯(116)，六君子湯㊸である．

Level UP

小半夏加茯苓湯㉑の保険病名は，妊娠嘔吐（つわり），そのほかの諸病の嘔吐（急性胃腸炎，湿性胸膜炎，水腫性脚気，蓄膿症）である．胸膜炎や脚気，蓄膿症の嘔吐が病名とは，びっくり．

乳腺痛 当帰芍薬散㉓・温経湯⑯

中肉中背

AGE42

生理時に乳腺が張って，かつ痛みを伴うので，乳腺外科を受診するも，諸検査で乳癌を否定される．「私は乳腺痛をなんとかしてもらいたいのに」とちょっと不満そう．そこで当帰芍薬散㉓を毎食前に投与．4週間の内服で痛みは少々楽になり，その後4ヵ月内服して終了．軽い痛みは我慢すると．同じようなケースで温経湯⑯が有効なこともある．

温経湯

気を鎮める
- 麦門冬4　半夏4　桂皮2　　甘草2　　芍薬2

駆瘀血剤
- 当帰3　川芎2　牡丹皮2　　人参2　　呉茱萸1

- 生姜1　阿膠2

生薬ポイント

虚証用の駆瘀血剤は，当帰芍薬散㉓の他は，温経湯⑯，当帰建中湯⑫，当帰四逆加呉茱萸生姜湯㊳など，どれも当帰があって地黄がない．当帰芍薬散㉓は，温経湯⑯，当帰建中湯⑫，当帰四逆加呉茱萸生姜湯㊳と比べても利水効果のある生薬が，蒼朮・茯苓・沢瀉と複数含まれていることがわかる．

Level UP

大黄や麻黄が入っていなければ，虚証向けの漢方薬を実証に使用しても，実証向けの漢方薬を虚証に使用してもさしたる問題は生じない．乳腺痛などで当帰芍薬散㉓が無効なときは，他に実証向け駆瘀血剤の桂枝茯苓丸㉕なども考慮する．

当帰建中湯⑫の保険病名は，月経痛，下腹部痛，痔，脱肛の痛みである．

不妊症 当帰芍薬散㉓

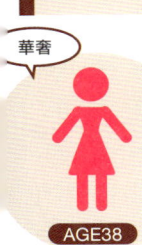

華奢

AGE38

不妊症で婦人科に通院加療中．できることは何でもしたいので漢方薬も試したいと．そこで当帰芍薬散㉓を処方する．2年後に妊娠したと喜んだ．

当帰芍薬散

芍薬 4　　蒼朮 4　　茯苓 4　　川芎 3　　当帰 3
沢瀉 4

生薬ポイント

どの生薬に妊娠を誘導する効果があるのかわからない．華奢な人で当帰が胃に障って当帰芍薬散㉓が飲めないときは六君子湯㊸を1年以上飲ませて胃腸機能を鍛えてから，当帰芍薬散㉓を飲ませると懐妊したという．現代西洋医学が進歩した今，漢方だけで頑張ることは馬鹿げているが，併用することはとてもいいと思う．

Level UP

妊娠を希望するときに頻用された漢方薬は当帰芍薬散㉓と言われる．しかし，当帰芍薬散㉓は吉益東洞（1702〜1773）の類聚方では未施行方（使用経験がない薬）に分類されている．当帰芍薬散㉓の有効性を世に広めたのは吉益東洞の長男である吉益南涯（1750〜1813）と言われている．約1800年前の傷寒論に記載されていた当帰芍薬散㉓が，江戸時代の中期まで使用されていなかったとは興味深い．

花粉症 小青竜湯 ⑲

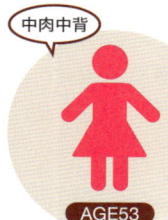

中肉中背
AGE53

以前より花粉症で苦しんでいる．西洋薬剤も使用しているが，すっきりしない．そこで漢方を希望．定石に従って，小青竜湯⑲を4週間投与．すると大分楽になったと．西洋剤は変更せず併用していると，本人の希望に従って処方し，花粉症シーズンを乗り切った．

小青竜湯

	注目			呼吸器
半夏6	乾姜3	甘草3	桂皮3	五味子3

		麻黄剤
細辛3	芍薬3	麻黄3

生薬ポイント

小青竜湯⑲は麻黄剤で，乾姜を含む唯一の処方．温めながら麻黄で治すイメージ．また甘草と乾姜は甘草乾姜湯と呼ばれ，水のアンバランスを治す．五味子は呼吸器疾患向け．いろいろな生薬が関与しているが，やはり主薬は麻黄．含有されているエフェドリンには交感神経刺激作用があるので要注意．

Level UP

麻黄剤の漫然とした長期投与は交感神経刺激作用に関してちょっと心配．高血圧，頻脈，前立腺肥大，緑内障などがあるときは要注意．
小青竜湯⑲の保険病名は，気管支喘息，鼻炎，アレルギー性鼻炎，アレルギー性結膜炎，感冒，気管支炎である．

花粉症 越婢加朮湯 ㉘

がっちり

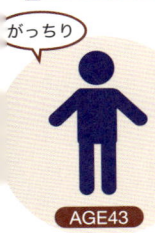

AGE43

花粉症がひどく，仕事の能率が落ちる．西洋薬も使用しているが，眠くならないものを使用している．定石に従って，小青竜湯 ⑲ を4週間処方するが，まったく良くならないと2週間で来院．そこで，越婢加朮湯 ㉘ を毎食前に投与する．今度のはとてもいいと喜んでいる．1日3回適当に飲むように指導した．

越婢加朮湯

強く冷やす　　注目

石膏 8　　麻黄 6　　蒼朮 4　　大棗 3　　甘草 2

生姜 1

生薬ポイント

麻黄が主役の漢方薬では，麻黄の量に効果は依存する．麻黄が一番含まれているものは，1日量6gの越婢加朮湯 ㉘，次に麻黄湯 ㉗ と神秘湯 ㉘ の5g，そして4gは，麻黄附子細辛湯 ⑫⑦，麻杏甘石湯 �55，麻杏薏甘湯 ㊆⑧，五虎湯 ㊈⑤，薏苡仁湯 ㊷．

Level UP

越婢加朮湯 ㉘ がなければ，小青竜湯 ⑲ を倍量で使用することも可能．小青竜湯 ⑲ は麻黄は1日量で3gにて，倍量使用しても越婢加朮湯 ㉘ と同じ6g．また，脇役が大切なのが漢方の魅力にて，小青竜湯 ⑲ ＋麻杏甘石湯 �55 という併用で，麻黄も増やし，かつ脇役を増やすことも可能．

呼吸器　消化器　循環器　泌尿器　精神・神経　運動器　婦人科　耳鼻科　眼科　皮膚科　高齢者　子ども　がん　その他

花粉症 苓甘姜味辛夏仁湯 ❶❶❾

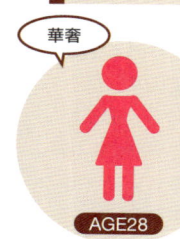

華奢 AGE28

花粉症がひどい．西洋薬は内服中．以前に他院で小青竜湯❶❾をもらったが，ドキドキして飲めなかった．そこで西洋薬剤は継続で，苓甘姜味辛夏仁湯❶❶❾を4週間投与．再診時，今度は飲めるが，効いた感じが少ない．しかし，継続投与，次第に楽になるも，西洋薬剤は併用のまま．

苓甘姜味辛夏仁湯

咳：**杏仁4**　半夏4　茯苓4　　呼吸器：**五味子3**　細辛2

乾姜甘草湯：**乾姜2**　甘草2

生薬ポイント

苓甘姜味辛夏仁湯❶❶❾は，花粉症に使用するが主薬の麻黄がない．脇役だけで頑張っている処方．すべての生薬の1字が記載されている漢方薬．名前の順に，茯苓，甘草，乾姜，五味子，細辛，半夏，杏仁である．よって苓甘姜味辛夏仁湯❶❶❾から茯苓・杏仁を抜いて，麻黄・桂皮・芍薬を加えたものが小青竜湯❶❾．

Level UP

エフェドリンは麻黄から発見された．麻黄単独で頑張るということは，エフェドリンの交感神経刺激作用に期待しているので，西洋医学的発想と同じ．有効なら問題ないが，エフェドリンの副作用がなんとも疎ましい．心配なときは，麻黄を含まない苓甘姜味辛夏仁湯❶❶❾や苓桂朮甘湯❸❾と抗アレルギー剤の併用が好ましい．

苓甘姜味辛夏仁湯❶❶❾の保険病名は，気管支炎，気管支喘息，心臓衰弱，腎臓病．心臓衰弱や腎臓病が治るのだろうか．

めまい 苓桂朮甘湯 ㊴

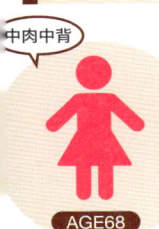

中肉中背

AGE68

以前よりめまい持ち，耳鼻科の通院精査で異常なし．でも本人は困っている．今回も数日前からのめまいで来院．定石に従い苓桂朮甘湯 ㊴ を 2 週間投与する．すると再診時比較的よくなったと喜んでいた．

苓桂朮甘湯

利水剤 　　　　気を鎮める

| 蒼朮 3 | 茯苓 6 | 桂皮 4 | 甘草 2 |

生薬ポイント

めまいは水分のアンバランスとも考えられ，茯苓と蒼朮という利水作用が強い生薬が 2 つ含まれている．桂皮は気持ちを静める作用もあるので，相乗効果がある．苓姜朮甘湯 ⑱ は苓桂朮甘湯 ㊴ の桂皮を乾姜に変えたもの．

苓姜朮甘湯 ⑱ の保険病名は腰痛，腰の冷え，夜尿症である．めまいには効かないので，桂皮の重要性が理解できる．

Level UP

西洋医学的加療で困っている患者さんや，慢性の訴えの患者さんには，処方間隔の基本を 4 週間としているが，苓桂朮甘湯 ㊴ は，もっと早く効くことが多い．4 週間以上投与して，それから効き始めることは少ないと感じている．

苓桂朮甘湯 ㊴ の保険病名は，神経質，ノイローゼ，めまい，動悸，息切れ，頭痛である．

めまい 半夏白朮天麻湯 ❸⓻

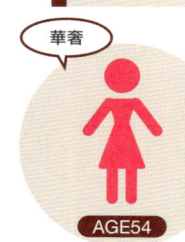

華奢 AGE54

めまいが以前よりある．最近，疲れてめまいが頻回になった．寝込むことはないが，どうも体調が悪い．そこで半夏白朮天麻湯❸⓻を4週間投与．再診時，めまいは大分改善，疲れは少々改善．そこで4ヵ月続行．すっかり漢方薬が気に入り，元気になったが，調子の悪いときに適当に飲んでいると．

半夏白朮天麻湯

二陳湯 81 マイナス甘草

陳皮 3	半夏 3	茯苓 3	生姜 0.5
白朮 3	天麻 2	黄耆 1.5	沢瀉 1.5	人参 1.5
黄柏 1	乾姜 1	麦芽 2

生薬ポイント

四君子湯❼❺+陳皮・半夏は六君子湯❹❸．陳皮と半夏は水毒を主る君薬と呼ばれ，古い方が良品．二陳湯❽❶は，陳皮・半夏+茯苓・甘草・生姜．六君子湯❹❸では陳皮と半夏をぬくとより虚弱者向けになり，抑肝散加陳皮半夏❽❸では陳皮と半夏を入れるとなぜか虚弱者向けとなる．

Level UP

半夏白朮天麻湯❸⓻は人参と黄耆を含む参耆剤のめまいバージョンといったイメージ．白朮・茯苓・沢瀉・陳皮・半夏と利水作用の強い5つの生薬を含んでいる．

半夏白朮天麻湯❸⓻の保険病名は，胃腸虚弱で下肢が冷え，めまい，頭痛などがある者．

めまい 真武湯㉚

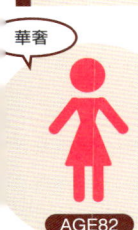

華奢 / AGE82

最近，ふらっとする．神経内科や耳鼻科で診てもらうも異常なし．特別な誘因もなく，ふらっとする．転倒するようなことはない．体重も軽く，ひょろひょろとしたお年寄り．そこで真武湯㉚を食前に4週間投与．再診時，良くも悪くもない．しかし，続行．4ヵ月後には，ほとんどめまいはなくなったと喜んでいた．体全体がなんだか調子いい．

真武湯

	利水剤			強く温める
芍薬 3	茯苓 4	蒼朮 3	生姜 1.5	附子 0.5

生薬ポイント

真武湯㉚は附子剤で，利水作用の強い茯苓・蒼朮などを含む．5種類の比較的簡素な処方で，広範な症状に有効な漢方薬．【茯苓・蒼朮・附子を含む漢方薬】はツムラのエキス剤には真武湯㉚以外にない．しかし，クラシエの桂枝加苓朮附湯はその3つを含む．

Level UP

真武湯㉚は附子含有の温める薬の代表．そうであれば，生姜ではなく乾姜を入れた方が理にかなっているように思える．日本の生姜は乾かしたショウガで，乾姜は湯通しして乾かしたショウガである．乾姜は温める効果が絶大である．敢えて生姜にしてあるのか．生薬レベルでの漢方が好きになるとそんなことが妙に気になる．

子どものめまい 五苓散 ❼

年齢相応

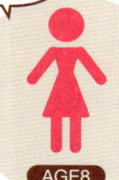

AGE8

子どもの言葉で今日はめまいがするという．ふらふらするということらしい．寝込むわけではないが，調子が悪そうだ．そこで，子どもの訴えには何でも五苓散❼という定石に従って，五苓散❼を1包内服させる．その後，数時間後にもう1包内服させて軽快．何事もなかったように元気になる．

五苓散

利水剤

| 沢瀉 4 | 蒼朮 3 | 猪苓 3 | 茯苓 3 | 桂皮 1.5 |

比較

猪苓湯

利水剤

| 沢瀉 3 | 猪苓 3 | 茯苓 3 | 阿膠 3 | 滑石 3 |

生薬ポイント

【猪苓を含む漢方薬】は6種．猪苓湯❹⓪と五苓散❼の加味方だけである．猪苓湯❹⓪＋四物湯㊆=猪苓湯合四物湯⓫⓬，茵蔯五苓散⓫⓱=五苓散❼＋茵蔯蒿，柴苓湯⓫⓮=五苓散❼＋小柴胡湯❾，胃苓湯⓫⓯=五苓散❼＋平胃散㊆⓽

Level UP

【阿膠を含む漢方薬】は，芎帰膠艾湯㊆⓻，猪苓湯❹⓪，猪苓湯合四物湯⓫⓬，温経湯⓫⓺，炙甘草湯㊅⓭．
【滑石を含む漢方薬】は，五淋散❺⓺，猪苓湯❹⓪，猪苓湯合四物湯⓫⓬，防風通聖散❻⓬．

お年寄りのめまい 釣藤散（ちょうとうさん）❹⑦

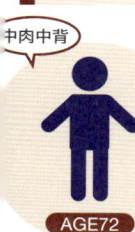

中肉中背
AGE72

めまいが少しあり困る．血圧も高く，ときどき頭痛もある．降圧剤を内服中．初老期のめまいの定石に従って釣藤散❹⑦を毎食前に4週間投与した．著効はないが，少々めまいはいいように思う．そこで約4ヵ月内服を継続．日常生活に困らないレベルになった．

釣藤散

強く冷やす　　**注目**
石膏 5　　釣藤鈎 3　　陳皮 3　　麦門冬 3　　半夏 3
茯苓 3　　菊花 2　　人参 2　　防風 2　　甘草 1
生姜 1

生薬ポイント

菊花は釣藤散❹⑦にしか含まれない．
【釣藤鈎を含む漢方薬】は，釣藤散❹⑦の他，抑肝散❺④，抑肝散加陳皮半夏❽③，七物降下湯❹⑥である．七物降下湯❹⑥は大塚敬節先生が自分のために創作した漢方薬．四物湯❼①＋黄耆・黄柏・釣藤鈎である．このことからも釣藤鈎を愛用していたと思われる．

Level UP

釣藤散❹⑦は循環器系の症状で初老期っぽいときに使用している．めまいのほか，早朝高血圧，頭痛などが処方のヒントである．一般に初老期のパッケージは八味地黄丸❼または牛車腎気丸❶⓿❼．

ご婦人のめまい 当帰芍薬散㉓

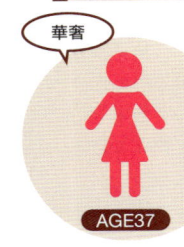

華奢

AGE37

ときどきめまいがある．まれに仕事に差し障る．生理痛もある．そこで当帰芍薬散㉓を4週間処方．生理痛はやや楽な気がするが，めまいは相当よくなった．生理痛にも効くのならしばらく継続して内服するという本人の希望に合わせて処方することに．その後，めまいもまれになり，生理痛も軽くなったと喜んでいる．

当帰芍薬散

利水剤

| 蒼朮 4 | 沢瀉 4 | 茯苓 4 |

四物湯 71 マイナス地黄

| 芍薬 4 | 川芎 3 | 当帰 3 |

生薬ポイント

漢方では，めまいは水分のアンバランスが一因で起こると考えられていた．だから五苓散⑰なども有効．当帰芍薬散㉓は駆瘀血剤だが，実は利水剤でもありますね．そうすれば，めまいに効いても当然かな．仮想病理概念からのヒントはあくまでヒント．サイエンスはないですからね．でも治ればそれで十分．

Level UP

当帰芍薬散㉓タイプの人は，竹久夢二の絵のような華奢な人とも言われるが，実はもう少し水太りでもいいのかもしれない．竹久夢二の絵のべっぴんさんにむくんでいる人はいないような．でもそれは見た目の話で，隠れ水太りに当帰芍薬散㉓は有効ですよ．

蓄膿症 葛根湯加川芎辛夷 ❷

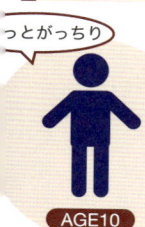

AGE10 ずっとがっちり

耳鼻科で蓄膿症と診断．夜中にいびきが激しい．昼間は鼻が詰まって授業に集中できない．耳鼻科ではこれ以上如何ともしがたいと言われている．そこで定石に従って葛根湯加川芎辛夷❷を処方．昼は飲めないというので，朝晩で1包ずつとした．4週後に来院．すごく楽になった．いびきは軽快．授業も楽しい．良かった，良かった．

葛根湯加川芎辛夷

葛根湯 1

葛根 4	大棗 3	麻黄 3	甘草 2	桂皮 2
芍薬 2	生姜 1	副鼻腔 辛夷 2	川芎 2	

生薬ポイント

葛根湯加川芎辛夷❷は，葛根湯❶に川芎と辛夷を加えたもの．辛夷があると副鼻腔に有効なイメージ．【辛夷含有漢方薬】は，葛根湯加川芎辛夷❷と辛夷清肺湯❿❹．葛根湯加川芎辛夷❷は麻黄剤にて，長期投与は要注意．

Level UP

葛根湯加川芎辛夷❷は副鼻腔関係の訴えにはとても喜ばれる．喜ばれるが故に，ついつい長期に処方してしまう．高齢者に処方して，血圧が180を超えたこともある．脈が100を超えてしまったこともある．今は，長期処方例では，血圧計を買ってもらって，自分で測定して頂くことにしている．
　葛根湯加川芎辛夷❷の保険病名は，鼻づまり，蓄膿症，慢性鼻炎である．

呼吸器｜消化器｜循環器｜泌尿器｜精神神経｜運動器｜婦人科｜**耳鼻科**｜眼科｜皮膚科｜高齢者｜子ども｜がん｜その他

蓄膿症 辛夷清肺湯 ❿

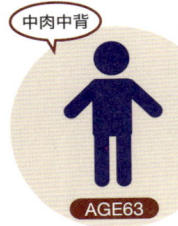

(中肉中背)
AGE63

いわゆる蓄膿症．耳鼻科的加療は受けているが，もう少し楽になりたい．定石では葛根湯加川芎辛夷❷だが，高血圧の薬も飲んでいるので，辛夷清肺湯❿を4週間処方する．再診時に少々いいように思えると．そこで継続投与．その後，楽になったと．

辛夷清肺湯

強く冷やす
石膏5　麦門冬5　黄芩3　山梔子3　知母3

副鼻腔
百合3　辛夷2　枇杷葉2　升麻1

生薬ポイント

辛夷清肺湯❿は9種類の構成生薬からなる．辛夷と枇杷葉が平で，他の7種はすべて冷やす作用が強い生薬からなっている．温める生薬が1つもない．冷やす作用が極めて強い石膏もある．すべてが冷やすイメージ．冷え性が強い人にはちょっと注意しよう．辛夷清肺湯❿は薬局ではチクナイン®という商品名で販売されてはいます．

Level UP

漢方薬が温める性質か，冷やす性質かも生薬から判断できる．すべて覚えるのは大変で，ナンセンス．強く温める生薬の附子か乾姜があれば温める漢方薬．一方で，強く冷やす生薬の代表は石膏と黄連．黄連湯⓬と半夏瀉心湯⓮は乾姜も黄連もあるので中間．

辛夷清肺湯❿の保険病名は，鼻づまり，慢性鼻炎，蓄膿症である．

扁桃炎 小柴胡湯加桔梗石膏 ❿

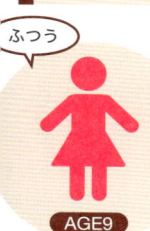

ふつう / AGE9

長引く扁桃炎．耳鼻科で扁桃炎と言われている．ともかくのどが痛い．そして治らない．そこで小柴胡湯加桔梗石膏❿を内服．2週間で痛みが取れて，その後元気になる．

小柴胡湯加桔梗石膏

小柴胡湯9

柴胡7	半夏5	黄芩3	大棗3	人参3
甘草2	生姜1	強く冷やす 石膏10	排膿作用 桔梗3	

生薬ポイント

小柴胡湯加桔梗石膏❿は小柴胡湯❾に桔梗と石膏を加えたもの．桔梗には排膿作用があり，石膏は強く冷やす生薬で消炎作用などがある．小柴胡湯❾は柴胡剤でこじれた状態に使用する漢方薬なので，その抗炎症作用を増強したイメージ．

Level UP

強く温める生薬である附子や乾姜，強く冷やす生薬である石膏や黄連があればそれだけで漢方薬の冷やすか，温めるかの性格を判断できる．4つの生薬がないときは，それぞれの生薬に着目してそのバランスで判断できるが，それほどの意味はありません．

小柴胡湯加桔梗石膏❿の保険病名は，扁桃炎，扁桃周囲炎である．

鼻出血 黄連解毒湯 ⑮

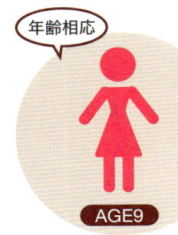

年齢相応 AGE9

鼻血が止まらない．お風呂に入ってから，そして部屋が暑くて，突然鼻血が出た．保冷剤で鼻根部を冷やしても出血は止まらない．そこで，黄連解毒湯 ⑮ を冷やして内服させると鼻出血はすぐに止まった．

黄連解毒湯

黄芩 3　　**黄連 2**（強く冷やす）　　山梔子 2　　黄柏 1.5

生薬ポイント

黄連解毒湯 ⑮ は強く冷やす黄連を含んでいるので冷やす作用が強い漢方薬と理解できる．黄芩・山梔子・黄柏も少々冷やす作用があるが，敢えて覚えなくてもよい．強く温める生薬である乾姜と附子，強く冷やす生薬である石膏と黄連を覚えれば十分である．

Level UP

黄連解毒湯 ⑮ を鼻出血に使用するときは冷服である．小半夏加茯苓湯 ㉑ をつわりに使うときも冷服である．この症例は僕の娘です．家族で漢方を使用し，勉強すると一番の経験になる．目の前で変化がわかるから．

アレルギー性結膜炎 小青竜湯 ⑲

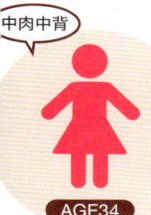

中肉中背 **AGE34**

アレルギー性結膜炎にて眼科から点眼薬をもらっている．目が痒くてしょうがないので何か漢方薬をもらいたいと希望する．そこで定石に従って小青竜湯⑲を処方．4週間内服し，痒みは大分よくなった．その後は適当に飲むように指示．

小青竜湯

半夏6	乾姜3	甘草3	桂皮3	五味子3
細辛3	芍薬3	麻黄剤 麻黄3		

生薬ポイント

麻黄が主薬で効いている．眼病変異に効果を有する特異的な生薬はない．麻黄に含まれるエフェドリンの交感神経刺激作用に頼っている．麻黄が飲めないときは，麻黄を含まない苓甘姜味辛夏仁湯⑲がアレルギー性結膜炎にも有効なことがあるが，効果は西洋剤に比べて少ない．

Level UP

眼科が進歩していない時代，メガネが普及していない時代，眼病変にも漢方で介入しました．近視に苓桂朮甘湯㊴，白内障に牛車腎気丸⑩，緑内障に釣藤散㊼，ぶどう膜炎に柴苓湯⑭，眼瞼痙攣に抑肝散㊄などが使用されていたのではと思われます．

慢性湿疹　十味敗毒湯 ❻

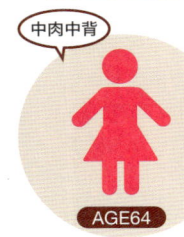

中肉中背

AGE64

下肢の湿疹で，数件の皮膚科に通院するも数年間治らない．定石に従って十味敗毒湯 ❻ を投与．4週間で不変．でも悪くはないような．そこで6ヵ月継続投与．すると全く治らなかった湿疹が小さくなってきた．そこで2年間内服し，ほとんど消失する．

十味敗毒湯

排膿作用	柴胡剤			
桔梗 3	柴胡 3	川芎 3	茯苓 3	樸樕 3
			皮膚疾患	
独活 1.5	防風 1.5	甘草 1	荊芥 1	生姜 1

生薬ポイント

十味敗毒湯 ❻ はまず，柴胡剤である．こじれた状態に使用するので湿疹などは適応と思われる．また荊芥は皮膚病変を治す生薬．桔梗は排膿作用．【樸樕を含む漢方薬】は十味敗毒湯 ❻ と治打撲一方 ❽⓽．独活を含む漢方薬は十味敗毒湯 ❻ のみ．

Level UP

長年に渡って西洋医学的加療で治らない訴えや状態が，たった4週間の漢方薬の投与で治ることはまれ．4週間後に少しでも良い方向に動いていたら，または主症状が変わらなくてもなんとなく飲んでいて調子が良ければ，また味がおいしければ，継続投与しよう．気長に頑張ろう．簡単に漢方を変更すると使う漢方がなくなる．

十味敗毒湯 ❻ の保険病名は，化膿性皮膚疾患・急性皮膚疾患の初期，じんましん，急性湿疹，水虫．

慢性湿疹　温清飲 ㊼

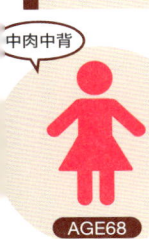

中肉中背
AGE68

左大腿の慢性湿疹．皮膚科の通院で軽快せず，慢性湿疹の定石に従い十味敗毒湯 ❻ を処方するも無効．冬に悪化するというので温清飲 ㊼ を開始．4週間の投与で少々いい．6ヵ月継続し，相当良くなる．

温清飲

四物湯 71
地黄3　　芍薬3　　川芎3　　当帰3

黄連解毒湯 15
黄芩1.5　黄柏1.5　黄連1.5　山梔子1.5

生薬ポイント

温清飲 ㊼ は四物湯 ㋑ （当帰・芍薬・川芎・地黄）と黄連解毒湯 ⑮ （黄連・黄芩・黄柏・山梔子）を合わせたもの．温める四物湯 ㋑ と冷やす黄連解毒湯 ⑮ からなることが温清飲 ㊼ の字の由来．四物湯 ㋑ は血虚に使用する基本的漢方薬で，皮膚の乾燥などにも著効する．

Level UP

慢性湿疹の第一選択は十味敗毒湯 ❻，その次は温清飲 ㊼ か消風散 ㉒．ヒントは冬悪化する・カサカサしている＝温清飲 ㊼，夏悪化する・ジクジクしている＝消風散 ㉒．しかし経験則からのヒントにて，反対が有効なこともある．無効時は試してみればいい．

温清飲 ㊼ の保険病名は，月経不順，月経困難，血の道症，更年期障害，神経症である．皮膚関係の病名はない．

慢性湿疹 消風散 ㉒

中肉中背
AGE54

数年前から慢性の湿疹が数ヵ所ある．夏に悪化し，ジクジクする．慢性湿疹の定石では十味敗毒湯 ❻ だが，明らかに消風散 ㉒ の適応症に見えるので，消風散 ㉒ を4週間投与．再診時少々軽快．そこで1年間投与．ほぼ消失．

消風散

強く冷やす
石膏 3　地黄 3　当帰 3　牛蒡子 2　蒼朮 2
防風 2　木通 2　知母 1.5　甘草 1　苦参 1
皮膚疾患　　　　　**注目**
荊芥 1　胡麻 1.5　蝉退 1

生薬ポイント

消風散 ㉒ には蝉退が含まれている．セミの抜け殻だ．これが有効らしい．地黄と石膏を一緒に含むのも消風散 ㉒ のみ．荊芥を含むので皮膚疾患向けだとイメージできる．【牛蒡子を含む漢方薬】は消風散 ㉒ と柴胡清肝湯 ⓼⓪ のみ．【苦参を含む漢方薬】は消風散 ㉒ と三物黄芩湯 ⑫① ．

Level UP

消風散 ㉒ は冷やす生薬が多い．つまり温かくなると悪化する湿疹に有効だ．経過の長い湿疹であれば夏に悪化するもの．入浴時や入浴後に悪化するという言葉も消風散 ㉒ 処方のヒント．試して経験するのが最良の上達方法だ．消風散 ㉒ の保険病名は，分泌物が多く，かゆみの強い慢性の皮膚病（湿疹，蕁麻疹，水虫，あせも，皮膚掻痒症）である．蕁麻疹は茵蔯蒿湯 ⓭⓹ や茵蔯五苓散 ⓫⓻ の保険病名にはひらがなで記載がある．不思議だ．なにも考えていないのか，深い考えがあるのか．

慢性湿疹 荊芥連翹湯 ㊿

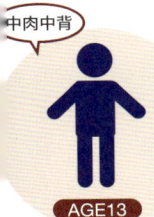

(中肉中背) AGE13

幼少時からアトピー．アトピー病変の上に，慢性の湿疹がある．皮膚科に通院しているが，なかなか治らない．十味敗毒湯 ⑥，消風散 ㉒，温清飲 ㊼ をそれぞれ4週間以上試すも無効．そこで荊芥連翹湯 ㊿ を数ヵ月投与．ほとんど変わらないが，根気よく飲むように指示．すると半年ほどしてから，徐々に軽快し，その後，相当良くなる．

荊芥連翹湯

黄連解毒湯 15
| 黄芩 1.5 | 黄柏 1.5 | 黄連 1.5 | 山梔子 1.5 | 桔梗 1.5 |

| 柴胡 1.5 | 薄荷 1.5 | 白芷 1.5 | 防風 1.5 | 連翹 1.5 |

四物湯 71
| 地黄 1.5 | 芍薬 1.5 | 川芎 1.5 | 当帰 1.5 |

皮膚疾患
| 枳実 1.5 | 荊芥 1.5 | 甘草 1 |

生薬ポイント

荊芥連翹湯 ㊿ は温清飲 ㊼ をそのまま含んでいる．温清飲 ㊼ は四物湯 ㋆① ＋黄連解毒湯 ⑮．桔梗は排膿作用が強い．柴胡剤でもある．荊芥や連翹は皮膚病変向き．【荊芥を含む漢方薬】は荊芥連翹湯 ㊿，十味敗毒湯 ⑥，消風散 ㉒，清上防風湯 ㊺，川芎茶調散 ⑫⑭，治頭瘡一方 ㊾，当帰飲子 ㊻，防風通聖散 ㊽．【連翹を含む漢方薬】は，荊芥連翹湯 ㊿，柴胡清肝湯 ㊼，清上防風湯 ㊺，治頭瘡一方 ㊾，防風通聖散 ㊽．

Level UP

ツムラ保険適応漢方エキス剤で次に 17 の構成生薬からなる漢方薬は，荊芥連翹湯 ㊿ と疎経活血湯 ㊾．構成生薬数が多いということはじわじわ体質改善的に効いてくるイメージ．4週間で変化がなくてもじっくりと構えてしばらく様子をみる．
荊芥連翹湯 ㊿ の保険病名は，蓄膿症，慢性鼻炎，慢性扁桃炎，にきびである．

頭部の湿疹 治頭瘡一方 �59

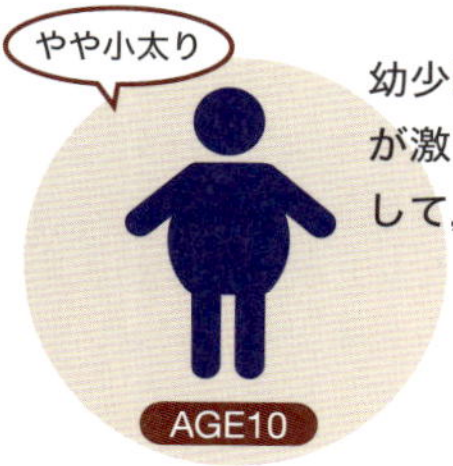

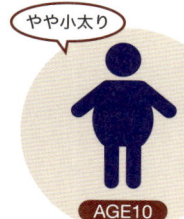

> やや小太り
> AGE10

幼少時よりアトピー体質．最近とくに首から上に湿疹が激しい．そこで治頭瘡一方 �59 ＋消風散 ㉒ を投与して，徐々に良くなる．

治頭瘡一方

		皮膚疾患		
川芎3	蒼朮3	連翹3	忍冬2	防風2
	皮膚疾患	駆瘀血剤		
甘草1	荊芥1	紅花1	大黄0.5	

生薬ポイント

大塚先生は，治頭瘡一方 �59 ＋地黄・石膏をアトピーに愛用していた．【地黄と石膏を含む漢方エキス】は消風散 ㉒ だけ．よって消風散 ㉒ ＋治頭瘡一方 �59 で代用可能．治頭瘡一方 �59 は駆瘀血作用がある紅花を含む．紅花は通導散 ⑩⑤ にも含まれている．

Level UP

皮膚病変は部位によって処方も可能．頭が主であれば治頭瘡一方 �59，陰部の湿疹には竜胆瀉肝湯 ㊏ である．
治頭瘡一方 �59 の保険病名は，湿疹，くさ，乳幼児の湿疹である．くさという病名はよく意味がわからない．

お年寄りの湿疹 当帰飲子 ㊆

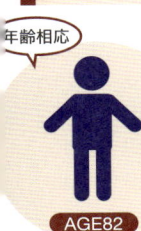

年齢相応

AGE82

冬になるとカサカサして湿疹ができて，痒みが増す．そこで定石に従って当帰飲子㊆を投与．4週間後には痒みは大分楽になった．その後，毎冬に当帰飲子㊆を愛用している．

当帰飲子

四物湯 71

| 当帰 5 | 地黄 4 | 芍薬 3 | 川芎 3 | 蒺藜子 3 |

皮膚疾患

| 防風 3 | 何首烏 2 | 黄耆 1.5 | 荊芥 1.5 | 甘草 1 |

生薬ポイント

当帰飲子㊆も荊芥を含むので，皮膚病変向きとイメージできる．当帰・芍薬・川芎・地黄を含むので四物湯㉑類である．何首烏と蒺藜子は当帰飲子㊆にのみ含まれている．どれほど有効なのだろう．煎じ薬でそれらを抜いて有効性を試してみたい．

Level UP

お年寄りの乾燥性の皮膚炎や湿疹には当帰飲子㊆が第一選択だが，あまりにも元気なお年寄りでは温清飲㊼が有効なことがある．当帰飲子㊆の無効時には試してみよう．

当帰飲子㊆の保険病名は，慢性湿疹（分泌物の少ないもの），かゆみである．

陰部の湿疹 竜胆瀉肝湯 ❼⓺

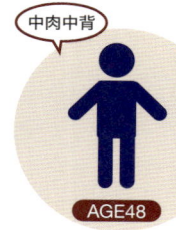

中肉中背

AGE48

鼠径部に湿疹がある．皮膚科では原因不明の湿疹と言われている．軟膏類などは無効で，治らない．そこで漢方を試してみたいと受診．陰部の湿疹にて定石に従って竜胆瀉肝湯 ❼⓺ を4週間投与．再診時，わずかによさそう．そこで3ヵ月投与すると，大分色が薄くなり，気にならなくなった．

竜胆瀉肝湯

滋養強壮　　　　　　　　　　　　　　　　　　　　　　　　　　**泌尿器**

地黄 5　　当帰 5　　木通 5　　黄芩 3　　車前子 3

沢瀉 3　　甘草 1　　山梔子 1　　竜胆 1

生薬ポイント

実証向けの泌尿器疾患の薬であるが，地黄を含んでいる．地黄は滋養強壮剤だ．そうではあるが，地黄と当帰があるので四物湯 ❼⓵（当帰・芍薬・川芎・地黄）のイメージで皮膚に潤いをつけるために使用されていると思っている．だから皮膚疾患にも有効なのだろう．

Level UP　竜胆瀉肝湯 ❼⓺ は実証向けの泌尿器疾患の漢方薬といったイメージ．しかし陰部の湿疹というキーワードでも処方可能．実証向けといっても，牛車腎気丸 ⓵⓵⓻ に比べての比較の問題．麻黄・黄連・石膏・芒硝・桃仁・黄芩などの明らかに実証向けな生薬は，黄芩が含まれているのみ．

湿疹・アトピーの痒み 黄連解毒湯 ❶❺

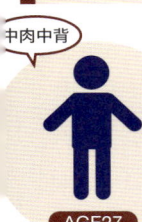

中肉中背

AGE27

子どもの頃よりアトピー．皮膚科には勿論行っているが軽快はしない．痒みが堪えきらなくなるほど強くなることがある．なんとかこの痒みを楽にしてもらいたいと受診．そこで黄連解毒湯 ❶❺ を処方した．基本は毎食前．そして痒みが強いときは頓服的に追加内服も可とした．再診時，確かに飲むと楽になるとのこと．

黄連解毒湯

瀉心湯類

黄芩 3　　黄連 2　　山梔子 2　　黄柏 1.5

生薬ポイント

アトピーや湿疹では十味敗毒湯 ❻ と並んで温清飲 ❺❼ が頻用される．温清飲 ❺❼ は四物湯 ❼❶ ＋黄連解毒湯 ❶❺ にて，温清飲 ❺❼ を飲んでもらえば良さそうだ．漢方では構成生薬数が少ない方が切れ味が良く，すぐに効く．よって，痒みに使用するときは四物湯 ❼❶ がむしろ邪魔．そこで黄連解毒湯 ❶❺ のみを投与する．

Level UP　黄連解毒湯 ❶❺ には麻黄・大黄も含まれていないので，頻回に投与しても大丈夫．もしも痒みが楽になるのであれば，頓服的に追加してみればいい．もしも胃に障るようなら，自分が飲める量を知って，その範囲で上手に使用すれば痒みと上手くつきあえる．

湿疹・アトピーの痒み
白虎加人参湯 ㉞

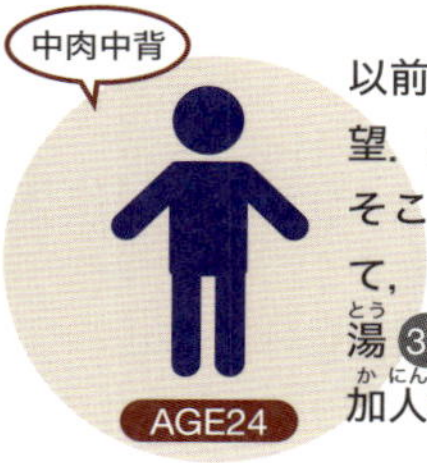

中肉中背
AGE24

以前よりアトピー体質．痒みの対処のために漢方を希望．定石に従って黄連解毒湯 ⑮ を投与するも無効．そこで白虎加人参湯 ㉞ に変更．しばらく様子をみて，まだ無効なときは，黄連解毒湯 ⑮ と白虎加人参湯 ㉞ を一緒に飲んでみることを指示．再診時，白虎加人参湯 ㉞ のみの内服でだいぶ楽になった．

白虎加人参湯

強く冷やす
石膏 15　　知母 5　　甘草 2　　人参 1.5　　粳米 8

生薬ポイント

白虎加人参湯 ㉞ は白虎湯に人参が加わったもの．白虎は実は石膏の別名．石膏は強く冷やす生薬にて，アトピーのような熱感が強いときには著効する．粳米（うるちの玄米）は麦門冬湯 ㉙ と白虎加人参湯 ㉞ に含まれている．知母は潤いを付ける生薬で，滋陰至宝湯 �92，滋陰降火湯 �93，消風散 ㉒，辛夷清肺湯 ⑭，白虎加人参湯 ㉞ に含まれている．

Level UP

白虎加人参湯 ㉞ は，昔は口渇に頻用した．糖尿病に対する治療がない時代，糖尿病性の口渇にも頻用されたと思われる．糖尿病がインスリンで正しく対応できるようになった現代では，むしろ糖尿病とは関係のない口渇に使用される．

蕁麻疹 十味敗毒湯❻

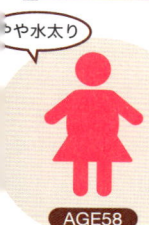

やや水太り
AGE58

蕁麻疹が治らないと受診．受診時には蕁麻疹はない．そこで定石通りに十味敗毒湯❻を処方．そして携帯のカメラで蕁麻疹を撮影し，蕁麻疹の頻度をカレンダーに記入するように指導する．4週間後には頻度がやや減少．4ヵ月後には月1回程度に落ち着く．写真は確かに蕁麻疹．

十味敗毒湯

排膿	柴胡剤			
桔梗 3	柴胡 3	川芎 3	茯苓 3	樸樕 3

			皮膚疾患	
独活 1.5	防風 1.5	甘草 1	荊芥 1	生姜 1

生薬ポイント

独活は十味敗毒湯❻にのみ含まれている生薬．また樸樕は十味敗毒湯❻と治打撲一方❽⑨にのみ含まれている．樸樕（クヌギの樹皮）は，中国の漢方薬では使用されていない．どれほど有効なのだろう．樸樕が必要不可欠かという疑問だ．漢方エキス剤ではこの質問に答えられないが，煎じ薬であれば十味敗毒湯❻が有効な患者から，敢えて樸樕を抜けばその必要性は簡単にわかる．

Level UP

蕁麻疹が保険病名の漢方薬は，葛根湯❶，十味敗毒湯❻，大柴胡湯❽，消風散㉒，茵蔯五苓散⑰，茵蔯蒿湯⑮だ．

蕁麻疹 茵蔯蒿湯 ⓭

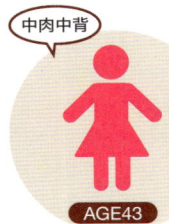

中肉中背
AGE43

蕁麻疹が頻発すると，定石に従って十味敗毒湯 ❻ を処方するも効果なし．そこで，カレンダーに蕁麻疹の頻度を記録することを指示し，便秘傾向ゆえ茵蔯蒿湯 ⓭ を処方した．4週間後の再診時には，本人は不変だと言うが，カレンダー上では明らかに軽快している．数ヵ月続行し，本人も納得する．

茵蔯蒿湯

注目　　　　　　　下剤・駆瘀血剤
茵蔯蒿 4　山梔子 3　大黄 1

生薬ポイント

茵蔯蒿湯 ⓭ は 3 種類の構成生薬からなる漢方薬．黄疸の聖薬である茵蔯蒿と，山梔子，そして大黄からなる．大黄が含まれているので，下痢気味の患者では使用できない．そんなときは茵蔯五苓散 ⓱（沢瀉・猪苓・蒼朮・茯苓・茵蔯蒿・桂皮）を使用する．

茵蔯蒿湯の蔯の字にクサカンムリがあるのは，保険収載に従っている．

Level UP

茵蔯五苓散 ⓱ も茵蔯蒿湯 ⓭ もともに蕁麻疹に有効だ．その 2 つに共通する生薬は茵蔯蒿だけだ．すると茵蔯蒿が蕁麻疹に有効なのではと推測できる．主薬である茵蔯蒿だけを与えてみたくなる．どれほど有効なのだろう．また十味敗毒湯 ❻ も蕁麻疹に有効だ．共通する生薬はない．十味敗毒湯 ❻ はなぜ蕁麻疹に有効なのだろう．その不可思議さが漢方の魅力だ．

手荒れ 温経湯 ⑯

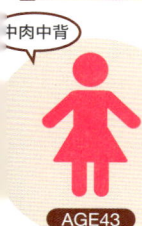

中肉中背
AGE43

手荒れがひどくて困ると来院．皮膚科でもらう塗り薬でもよくならない．そこで，定石に従って温経湯⑯を投与．そして，皮膚科の塗り薬の継続と，できる限り手袋の使用などを説明する．4週間後には大分軽快．3ヵ月後には綺麗な手に戻る．

温経湯

潤い　　　　　　　　　　四物湯71 マイナス地黄
麦門冬4　半夏4　　当帰3　芍薬2　川芎2
甘草2　桂皮2　　人参2　牡丹皮2　呉茱萸1
　　　　潤い
生姜1　阿膠2

生薬ポイント

温経湯⑯は12種類の構成生薬からなる漢方薬．当帰芍薬散㉓と並び称される不妊の薬．当帰芍薬散㉓は3種類の利水剤と3種の駆瘀血作用の生薬からなる簡潔な薬．一方，温経湯⑯はいろいろな生薬が入っている．麦門冬と阿膠は潤いをつけるイメージ．当帰・芍薬・川芎は（四物湯71 マイナス地黄）．地黄がないと当帰などの駆瘀血効果が増強する．

Level UP　手荒れには潤いを誘導する生薬を含む温経湯⑯が，当帰芍薬散㉓よりも良さそう．

しかし温経湯⑯の保険病名は，月経不順，月経困難，こしけ，更年期障害，不眠，神経症，湿疹，足腰の冷え，しもやけとなっている．

手荒れ 桂枝茯苓丸加薏苡仁 ❶㉕

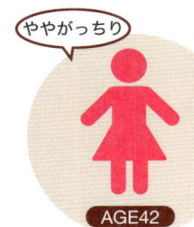

ややがっちり / AGE42

手荒れに漢方を希望．定石に従って温経湯 ⓵⓪⓺ を4週間投与するも無効．そこで桂枝茯苓丸加薏苡仁 ❶㉕ に変更．すると再診時，こちらの方がちょっといい．そこで続行．6ヵ月後には軽快．

桂枝茯苓丸加薏苡仁

桂枝茯苓丸 25

| 桂皮 4 | 芍薬 4 | 桃仁 4 | 茯苓 4 | 牡丹皮 4 |

皮膚疾患

薏苡仁 10

生薬ポイント

桂枝茯苓丸加薏苡仁 ❶㉕ は桂枝茯苓丸 ㉕ に皮膚疾患に有効な生薬である薏苡仁を加えたもの．しかし，実は桂枝茯苓丸 ㉕ とは生薬量が異なる．桂枝茯苓丸 ㉕ の生薬はすべて3g．一方で桂枝茯苓丸加薏苡仁 ❶㉕ では桂枝茯苓丸 ㉕ に相当する生薬の分量はすべて4g．理由は不明だが，たいした違いではないと思って使用している．

Level UP

薏苡仁はハトムギで，ハトムギは民間療法でも皮膚疾患に有効．
桂枝茯苓丸加薏苡仁 ❶㉕ の保険病名には，月経不順，血の道症，にきび，しみ，手足のあれがあるが，桂枝茯苓丸 ㉕ にはない．

にきび 清上防風湯 ㉘

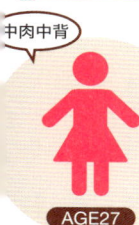

中肉中背
AGE27

ニキビがちっとも治らない．高校生のときからずっとある．赤みを伴うニキビが次から次にできる．そこで定石に従って清上防風湯㉘を処方する．4週間で少々いい．6ヵ月でほぼ消失．

清上防風湯

瀉心湯類
黄芩 2.5　黄連 1

排膿
桔梗 2.5

気を鎮める
山梔子 2.5　川芎 2.5

浜防風 2.5　白芷 2.5

皮膚疾患
連翹 2.5　荊芥 1

甘草 1

枳実 1　薄荷 1

生薬ポイント

清上防風湯㉘は黄連と黄芩を含む瀉心湯類．山梔子もあるので黄連解毒湯⑮に似る（黄柏がないだけ）．荊芥と連翹を含むので皮膚疾患に有効とイメージできる．桔梗は排膿作用が強い．浜防風は清上防風湯㉘にのみ含まれる．

Level UP

ニキビに清上防風湯㉘は本当によく効くと思っている．1週間で効くこともあれば，数ヵ月内服してから効き出すこともある．この違いも不思議だ．構成生薬が12と結構多いので，僕は気長に処方することにしている．4週間後に少しでも良くなっていれば，気長に投与ということだ．
清上防風湯㉘の保険病名は，にきびだけである．

にきび 桂枝茯苓丸加薏苡仁 �125

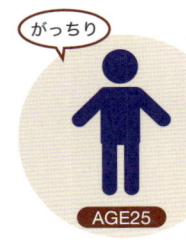

（がっちり）
AGE25

高校時代よりニキビ．青みを帯びたニキビが顔中にできる．赤いニキビではない．そこで桂枝茯苓丸加薏苡仁�125を投与．4週で不変．3ヵ月で少々良くなる．1年内服し，大分少なくなる．なくなりはしないが，本人は十分満足．
また，薏苡仁湯㉒でにきびが治ったケースもあります．

薏苡仁湯

皮膚疾患　　　　　　　　　　　　　　　　　**麻黄剤**
薏苡仁8　　蒼朮4　　当帰4　　麻黄4　　桂皮3
芍薬3　　甘草2

生薬ポイント

桂枝茯苓丸㉕だけでもニキビに効果はある．しかし，折角薏苡仁を含有した桂枝茯苓丸加薏苡仁�125があるので，こちらを使用している．桂枝茯苓丸加薏苡仁�125が桂枝茯苓丸㉕よりも劣るという根拠も経験もないからである．また，薏苡仁湯㉒にも薏苡仁が8g含まれているので皮膚病変に有効．しかし，薏苡仁湯㉒は麻黄を4g有する麻黄剤にて，お年寄りへの長期投与は要注意．イボなどは麻黄含有の漢方薬が有効なことがある．

Level UP

大塚敬節先生は，赤いニキビは清上防風湯㊺，青いニキビは桂枝茯苓丸㉕，白いニキビは当帰芍薬散㉓と言っていた．僕は青いニキビには桂枝茯苓丸加薏苡仁�125を使用している．
薏苡仁湯㉒の保険病名は，関節痛と筋肉痛のみ．

にきび 荊芥連翹湯 ㊿

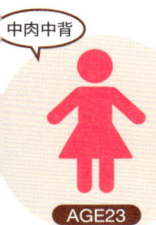

中肉中背 AGE23

ニキビを主訴に来院．化粧で隠しているが，スッピンになると相当ひどく確かに可哀想．定石に従って清上防風湯 58，桂枝茯苓丸加薏苡仁 125，当帰芍薬散 23 などを処方するも無効．そこで荊芥連翹湯 ㊿ を 4 週間処方．これも変化なし．しかし気長に飲むように説得する．6 ヵ月して薬が効いてきたと．

荊芥連翹湯

温清飲 57

黄連解毒湯 15
| 黄芩 1.5 | 黄柏 1.5 | 黄連 1.5 | 山梔子 1.5 |

四物湯 71
| 地黄 1.5 | 芍薬 1.5 | 川芎 1.5 | 当帰 1.5 |

その他の共通生薬
| 桔梗 1.5 | 柴胡 1.5 | 薄荷 1.5 | 連翹 1.5 | 甘草 1.5 |

| 荊芥 1.5 | 白芷 1.5 | 防風 1.5 | 枳実 1.5 |

比較

柴胡清肝湯

温清飲 57

黄連解毒湯 15
| 黄芩 1.5 | 黄柏 1.5 | 黄連 1.5 | 山梔子 1.5 |

四物湯 71
| 地黄 1.5 | 芍薬 1.5 | 川芎 1.5 | 当帰 1.5 |

その他の共通生薬
| 桔梗 1.5 | 柴胡 1.5 | 薄荷 1.5 | 連翹 1.5 | 甘草 1.5 |

牛蒡子 1.5　栝楼根 1.5

生薬ポイント

荊芥連翹湯 ㊿ と柴胡清肝湯 ⑧⓪ は 13 種の生薬（柴胡・黄芩・黄柏・黄連・甘草・桔梗・山梔子・地黄・芍薬・川芎・当帰・薄荷・連翹）が同じ．

帯状疱疹後の痛み 麻黄附子細辛湯 �127

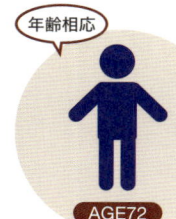

年齢相応

AGE72

帯状疱疹の痛みで困っている．もちろんペインクリニックには通院中．併用して漢方を試したい．比較的元気な高齢者にて麻黄は飲めると判断し，麻黄附子細辛湯 �127 を投与した．4週間で痛みは大分楽になった．その後は長期投与が心配にて頓服的に使用することを勧めた．

麻黄附子細辛湯

麻黄剤　　　　　　**鎮痛**

麻黄 4　　細辛 3　　附子 1

生薬ポイント

麻黄附子細辛湯 �127 は麻黄と附子と細辛からなる漢方薬．3つの生薬はどれも重要．麻黄剤は NSAIDs がない時代の頻用痛み止め．麻黄が使えないときは附子剤で対処したので，附子も痛み止め．また実は細辛にも痛み止めの効果アリ．細辛は立効散 �110 にも含まれる．歯の痛みをとる薬で，細辛・升麻・防風・甘草・竜胆からなる．細辛が効いていそうだ．

Level UP

麻黄附子細辛湯 �127 は構成生薬が3つしかない簡素な作りの漢方薬．比較的即効性がありそう．確かに麻黄附子細辛湯 �127 は長期に処方して突然に有効となるイメージはない．効くならば効く，効かなければ効かない．

麻黄附子細辛湯 �127 の保険病名は，感冒と気管支炎である．

帯状疱疹後の痛み　五苓散❶⑦

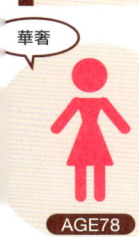

華奢
AGE78

帯状疱疹後の痛みで，苦しい．ペインクリニックではこれ以上の治療は難しいと言われた（痛みの程度は本人の主観にて何とも言えない）．漢方ではどうだろうと受診．麻黄は飲めそうにないので，まず五苓散❶⑦を投与．1日に五苓散❶⑦を6回ぐらい飲むように指導する．2週間後には少々楽に．その後，痛みに合わせて適当に飲んでいる．

五苓散

利水剤				軽い鎮痛
沢瀉 4	蒼朮 3	猪苓 3	茯苓 3	桂皮 1.5

生薬ポイント

五苓散❶⑦に特別痛みに有効な生薬があるように思えない．蒼朮には少々の鎮痛作用があるかもしれないが，5つの生薬の足し算の妙と思える．

Level UP

利水剤としては五苓散❶⑦とならんで猪苓湯❹⓪が有名だ．ところが猪苓湯❹⓪を痛みに使うことはあまりない．五苓散❶⑦から桂皮と蒼朮を抜いて，阿膠と滑石を加えれば猪苓湯❹⓪だ．そうする桂皮と蒼朮に痛み止めの効果があるのだろうか．五苓散❶⑦と無関係で，蒼朮と桂皮が含まれている漢方薬は，桂枝加朮附湯❶⑧，桂枝人参湯❽②，五積散❻③，十全大補湯❹⑧，女神散❻⑦，薏苡仁湯❺②，苓桂朮甘湯❸⑨などである．たしかに痛みが軽くなりそうな漢方ばかりだ．

帯状疱疹後の痛み 越婢加朮湯 ㉘

がっちり

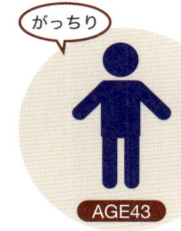

AGE43

トライアスロンを趣味としているようなスポーツマン．運動のしすぎで帯状疱疹が出た．そこで越婢加朮湯㉘を投与．ムカムカ，ドキドキすれば中止と言い添えて，1日に4包を飲んでもらう．2週間後の再診時には痛みはすごく楽になったと．

越婢加朮湯

強く冷やす	鎮痛			
石膏 8	麻黄 6	蒼朮 4	大棗 3	甘草 2
生姜 1				

生薬ポイント

麻黄の鎮痛効果は当然に麻黄の量に比例する．麻黄の最大量は本人次第．筋肉量に比例すると思われる．越婢加朮湯㉘は麻黄が6g．蒼朮に鎮痛効果があるとしても少しだろう．石膏で冷やすことで痛みが楽になるのかもしれない．

Level UP

西洋医学で困っている患者は漢方でもすぐに治ることはない．いろいろと試行錯誤を繰り返すしかない．そのときに，いろいろ試すにしても，同じ方向性のもので違う種類を試しているのか，まったく違う方向性のものなのかを理解するには名前からでは全く見当がつかない．構成生薬を見るに限る．

初老期の訴え 牛車腎気丸 ⑩⑦

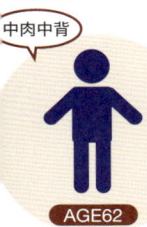

(中肉中背) AGE62

数年前とどうも違う．急に歳を取ったように感じる．いわゆる，初老期とはこういうものかと思っている．気力が萎える，精力がない，腰が痛い，足がしびれる，筋力が落ちた，夜トイレに頻回に行く，などなど数え切れない．そこで牛車腎気丸⑩⑦を毎食前に投与．4週間後はあまり変わらず，3ヵ月後には少々いいような気がする．その後も愛用して飲んでいる．

牛車腎気丸

八味地黄丸 7

ベストマッチ
地黄 5　　山茱萸 3　　牡丹皮 3　　牛膝 3　　車前子 3

山薬 3　　沢瀉 3　　茯苓 3　　桂皮 1　　附子 1

生薬ポイント

【地黄を含む漢方薬】は，四物湯類と，六味丸類．六味丸類とは，六味丸 ⑧⑦，八味地黄丸 ❼，牛車腎気丸 ⑩⑦ である．

Level UP

牛車腎気丸は生薬を粉砕して煉蜜で固めて丸剤にしたものだが，ツムラの牛車腎気丸⑩⑦は粉砕する分量を煎じて使用している．散剤や丸剤を煎じることは，まったく別の作用が生じたり，既存の作用が失われたりするかもしれない．モダン・カンポウでは，効けば使用し，効かなければ他を使用するので試すだけである．

最期まで元気に
真武湯㉚＋人参湯㉜

年齢相応

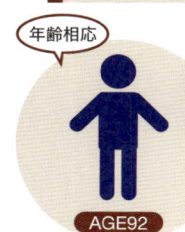

AGE92

家族と一緒に毎月来院．羨ましい家族の光景だ．特段困ることはないが，何か漢方を飲みたいというので，真武湯㉚＋人参湯㉜を処方している．

真武湯

茯苓 4 　　芍薬 3 　　蒼朮 3 　　生姜 1.5 　　**強く温める** 附子 0.5

＋

人参湯

強く温める 乾姜 3 　　**注意** 甘草 3 　　蒼朮 3 　　**元気に** 人参 3

生薬ポイント

人参湯㉜は甘草が３ｇ入っているので，偽アルドステロン症が心配なときは人参湯㉜を抜いて真武湯㉚だけを与えている．傷寒論に四逆湯（乾姜・附子・甘草）という記載があり，それに近い処方が真武湯㉚＋甘草湯である．

Level UP

甘草がない漢方薬

【麻黄剤】麻黄附子細辛湯⑫⑦，【瀉心湯】黄連解毒湯⑮，温清飲㉟，三黄瀉心湯⑬，【柴胡剤】大柴胡湯⑧，柴胡加竜骨牡蛎湯⑫，【参耆剤】半夏白朮天麻湯㊲，【腎虚に】八味地黄丸⑦，牛車腎気丸⑩⑦，【駆瘀血剤】当帰芍薬散㉓，桂枝茯苓丸㉕，【水毒に】五苓散⑰，猪苓湯㊵，【附子】真武湯㉚，【建中湯】大建中湯⑩⑩，【下剤】大承気湯⑬⑬，麻子仁丸⑫⑥，【気剤】半夏厚朴湯⑯

子どもの常備薬 麻黄湯㉗

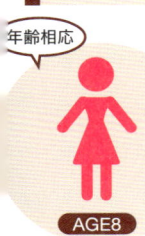

年齢相応

AGE8

学校から帰宅し38度の熱がある．本人は子どもの頃から漢方を飲んでいるので，熱があれば自分から麻黄湯㉗を飲む．飲む分量は半分（半包）．数時間おきに飲んで，布団で寝て，そして汗をかいて，元気になる．翌日には元気に登校．

麻黄湯

	麻黄剤		
杏仁 5	麻黄 5	桂皮 4	甘草 1.5

生薬ポイント

僕は麻黄湯㉗を，麻杏甘桂湯（麻杏甘石湯㊺の石膏を桂皮に変えたもの）として覚えている．麻杏薏甘湯㊼の薏苡仁を桂皮に変えたともいえる．越婢加朮湯㉘は石膏・麻黄・蒼朮・大棗・甘草・生姜で，大棗と生姜は昔の家庭に食材として常備してあり，どの漢方薬にも加えたそうだ．すると越婢加朮湯㉘は麻黄湯㉗から桂皮と杏仁を抜いて，石膏・蒼朮を加えたともいえる．

Level UP

子どもの常備薬は，五苓散⑰，小建中湯㊾，麻黄剤の3つ．麻黄剤は発熱時にすぐに治せる可能性がある．発熱時には五苓散⑰でもいいが，麻黄が入っていないので，麻黄剤に比べると少々時間がかかる．

麻黄湯㉗の保険病名は，感冒，インフルエンザ（初期のもの），関節リウマチ，喘息，乳児の鼻閉塞，哺乳困難である．

子どもの常備薬 小建中湯 ㊾

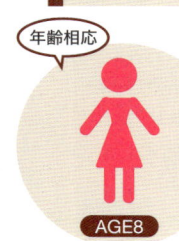

年齢相応
AGE8

普段はとても元気．勉強も，運動も，遊ぶのも大好き．今日は帰宅後からちょっと変．お腹が痛い．元気がないという．学校で嫌なことでもあったのかなと心配になるが，ともかく頓服的に小建中湯 ㊾ を飲ませる．2回飲んで，夜には元気になる．原因は不明．

小建中湯

増量
桂枝湯 45
| 芍薬6 | 桂皮4 | 大棗4 | 甘草2 | 生姜1 |

膠飴

生薬ポイント

桂枝加芍薬湯 ㊿ に膠飴を加えたものが小建中湯 ㊾．桂枝加芍薬湯 ㊿ は桂枝湯 45 の芍薬を増量したもので，5つの構成生薬はどれも漢方薬ではありふれたもの．特別の強力な作用や，めずらしい特別な効力をもつものはない．それに飴を加えると素晴らしい薬になる．小建中湯 ㊾ の生薬構成に漢方の魅力を痛感する．

Level UP

もしかしたらラムネを薬だと言って飲ませても効くかもしれない．そんな気持ちで漢方を投与すると，やっぱりラムネとは違って，効いていると感じるときがある．それが大切．自分の経験知が一番大切で嘘がない．

小建中湯 ㊾ の保険病名は，小児虚弱体質，疲労倦怠，神経質，慢性胃腸炎，小児夜尿症，夜なきである．

子どもの常備薬 五苓散 ❶⑦

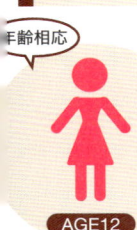

年齢相応

AGE12

遠足のバスに酔うので，遠足が嫌いだと半分泣いている．そこで，この薬を飲むとバスに酔うことはないよ．30分前に飲めば必ず効くからと言って，五苓散 ❶⑦ を渡す．そして遠足に，無事に酔わずに楽しく遠足に行けた．

五苓散

利水剤				鎮痛・解熱
沢瀉 4	蒼朮 3	猪苓 3	茯苓 3	桂皮 1.5

生薬ポイント

子どもの常備薬を2つと言われれば，五苓散 ❶⑦ と小建中湯 ❾❾．五苓散 ❶⑦ も特別な生薬は含まれていない．いろいろと他でも使用されている生薬の組み合わせだ．これが子どもにとってはほとんど万能薬になることが面白い．

Level UP

ツムラ保険適応エキス剤では五苓散 ❶⑦ に蒼朮を用いている．白朮を用いた方がいいという先生もいる．僕にはどちらでもいい．効けばよいのだ．効かなければ他を使用する．今の白朮と昔の白朮が同じという保証もない．現代の言葉が示す内容が，昔と同じと思い込む方が問題だ．

虚弱児 小建中湯㉟

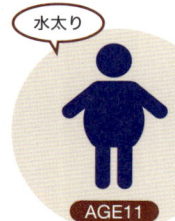

(水太り)
AGE11

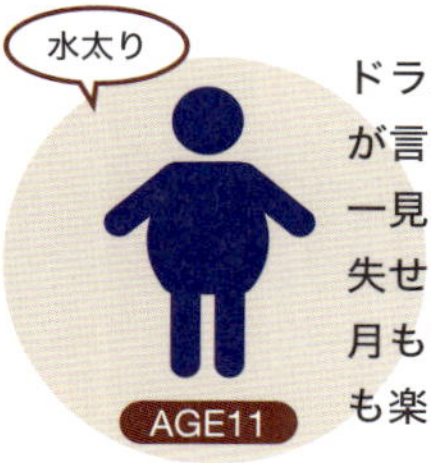

ドラえもんをそのまま小学生にしたような体型．母親が言うには，なんか鈍くさくて，学業の成績も下の方．一見すると覇気がなく，元気もない．子どもらしさが失せている．そこで小建中湯㉟を気長に投与．4ヵ月もすると少々元気になってきた．1年飲んで前よりも楽しく学校に行っている．そして成績も上がった．

小建中湯

腹直筋の攣急
芍薬6　甘草2　　桂皮4　　大棗4　　生姜1

膠飴

生薬ポイント

芍薬5g以上と甘草を含む漢方薬が効くときは，腹診で腹直筋の攣急が見られることがある．腹診もデジタル的に落とし込んで，まず理解するとそんなに嫌いにはならない．そんな範疇に入る漢方薬は，黄耆建中湯�98，桂枝加芍薬大黄湯㉞，桂枝加芍薬湯⑥，芍薬甘草湯㊲，小建中湯㉟，当帰建中湯㉓である．

Level UP　気力体力を付ける参耆剤は傷寒論の時代（1800年前）にはまだ存在していない．その頃は，気力体力をつけるために建中湯類を使用したのであろう．小建中湯㉟，黄耆建中湯�98，大建中湯⑩⑩などである．

おねしょ 八味地黄丸 ❼

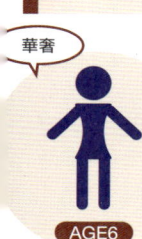

華奢

AGE6

小学校に上がっても，まだ時々おねしょがある．そこで八味地黄丸 ❼ を半包，朝と夕に内服させる．そして寝る前の水分制限と，そして，おねしょをしてもあまり叱らないように両親を指導する．その後6ヵ月で次第におねしょはしなくなり，その後内服を中止．そして元気になった．

八味地黄丸

六味丸 87

| 地黄 6 | 山茱萸 3 | 山薬 3 | 沢瀉 3 | 茯苓 3 |

強く温める

| 牡丹皮 2.5 | 桂皮 1 | 附子 0.5 |

生薬ポイント

八味地黄丸 ❼ は附子剤．通常はお年寄りや若くても冷え性があるような人に使用する．子どもに附子剤は副作用が出やすいと言われる．八味地黄丸 ❼ の附子は 0.5 g にて，おねしょのときは八味地黄丸 ❼ を使用している．日常生活の指導をして，暗示のように八味地黄丸 ❼ を処方すると早晩おねしょは軽快することが多い．

Level UP　八味地黄丸 ❼ の附子がどうしても気になるときは，八味地黄丸 ❼ から附子と桂皮を抜いた六味丸 87 を愛用するという先生もいる．しかし六味丸 87 は汎用性が少なく，なかなか常備されていない．通常八味地黄丸 ❼ で問題ない．

夜泣き 甘麦大棗湯 ❼②

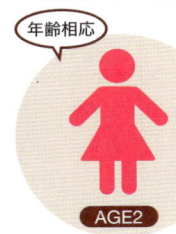

年齢相応

夜泣きで困って母親と受診．なにか落ち着く薬が欲しい．「漢方薬は食事の延長みたいなものですから，気軽に試してみますか」と言って，甘麦大棗湯❼②を処方する．甘いのでミルクに入れてもいいし，そのまお湯で溶かして，飲ませてもいいと伝える．しばらくすると確かに夜泣きは減ったようだと．

AGE2

甘麦大棗湯

大棗 6 甘草 5 小麦 20

生薬ポイント

甘麦大棗湯❼②はすべての構成生薬が漢方薬の名前に含まれている．甘草・小麦・大棗である．それこそどれもが食べ物である．これで効果があることがまた漢方の魅力．漢方は食事の延長だと思える典型的な処方である．
芍薬甘草湯❻⑧や抑肝散❺④も夜泣きに有効なことがある．

Level UP

甘麦大棗湯（煎じ薬）は大塚敬節先生が漢方の魅力を改めて知った症例として有名．「頻回のけいれん発作であくびを頻回にする女児に甘麦大棗湯を投与．2週間でけいれんは少なくなり，数ヵ月後には歩けるようになった」
甘麦大棗湯❼②の保険病名は，夜泣き，ひきつけである．

がんになったら 補中益気湯 ㊶

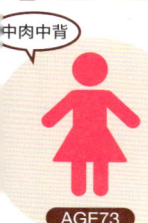

(中肉中背) AGE73

乳癌と診断され，がんに効く漢方薬を求めて来院．「直接がんに有効な漢方薬はありません．気力体力を付ける漢方薬はありますよ」．そして補中益気湯 ㊶ を4週間内服．再診時，西洋医学的な治療をしっかり受けていますと．その後も，補中益気湯 ㊶ を継続希望．

補中益気湯

参耆剤
黄耆 4　人参 4　　蒼朮 4　　当帰 3　　**柴胡剤** 柴胡 2
大棗 2　陳皮 2　　甘草 1.5　升麻 1　　生姜 0.5

生薬ポイント

参耆剤は10個．参耆剤で当帰を含まないものは，清心蓮子飲 ⑪⑪ と半夏白朮天麻湯 ㊲ で，参耆剤で地黄剤は，十全大補湯 ㊽，人参養栄湯 ⑩⑧，大防風湯 ㊉⑦．参耆剤で附子剤は，大防風湯 ㊉⑦．参耆剤で柴胡剤は，加味帰脾湯 ⑬⑦ と補中益気湯 ㊶．参耆剤で麻黄剤はなし．大黄を含むものもなし．参耆剤で蘇葉，香附子，厚朴などの気剤を含むものは，当帰湯 ⑩② (厚朴) のみ．

Level UP　がんを治す漢方を希望する人は後を絶たない．そんなときに江戸時代の外科医である華岡青洲の話をする．有名な漢方医であった華岡青洲は，漢方で乳癌が治せないからこそ，全身麻酔を家族の人体実験を通じて確立したのですよ．華岡青洲の妻を読んでみて下さい．そういうと患者さんは納得する．

がんになったら 十全大補湯 ㊽

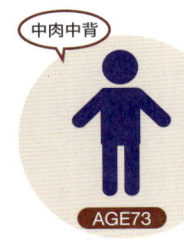

中肉中背
AGE73

前立腺癌で通院中．入院加療も予定されている．なにか漢方薬がほしい．「放射線治療や化学療法が行われると，貧血になることが予想されますので，気力体力を増して，貧血傾向を改善する漢方薬を処方します」十全大補湯 ㊽ を毎食前に投与．その後も気に入り，継続内服している．

十全大補湯

四物湯 71
| 黄耆3 | 地黄3 | 芍薬3 | 川芎3 | 当帰3 |

四君子湯 75 の主薬
| 桂皮3 | 蒼朮3 | 人参3 | 茯苓3 | 甘草1.5 |

生薬ポイント

十全大補湯 ㊽ は参耆剤の貧血バージョン．構成生薬は四物湯 ㉛ (貧血様症状を補う)＋四君子湯 ㊄ (胃腸虚弱)＋桂皮・黄耆である．原典には大棗と生姜を加えて煎じると書いてある．大棗と生姜は昔は家庭に常備されており適宜追加した．

Level UP

実際に貧血状態にどの程度有効なのかは不明．化学療法や放射線治療で貧血が予想されるのであれば，補中益気湯 ㊶ よりは十全大補湯 ㊽ がいいだろうといった程度．昔の知恵を信じて飲むことも悪くはない．

十全大補湯 ㊽ の保険病名は，病後の体力低下，疲労倦怠，食欲不振，ねあせ，手足の冷え，貧血．

がんになったら 人参養栄湯(にんじんようえいとう)108

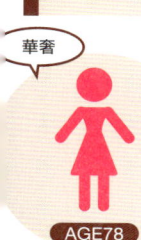

華奢
AGE78

肺癌の手術後から全く元気がない．手術後1年経つが家から外に出る気力も体力もない．そこで人参養栄湯108を毎食前に処方．4週間であまり変わらず，4ヵ月もすると元気が出て，外出も可能になったと喜んでいる．

人参養栄湯

滋養強壮
地黄 4　　当帰 4　　白朮 4　　茯苓 4　　桂皮 2.5

　　　　　　　　　　　　　　　　　　参耆剤
遠志 2　　芍薬 2　　陳皮 2　　人参 3　　黄耆 1.5

　　　　呼吸器
甘草 1　　五味子 1

生薬ポイント

人参養栄湯108は参耆剤の呼吸器病変バージョン．【地黄を含む参耆剤】は，人参養栄湯108，十全大補湯48，大防風湯97の3つで，地黄はまれに胃に障るので食欲不振になったら中止を．

Level UP
自然軽快する訴えや病気に漢方薬で介入して，本当に効いたかを知ることは難しい．訴えや症状が固定している患者さんに漢方薬を処方して改善すると，素晴らしさが本物だと体感できる．
人参養栄湯108の保険病名は，病後の体力低下，疲労倦怠，食欲不振，ねあせ，手足の冷え，貧血．

抗がん剤の副作用 半夏瀉心湯 ⑭

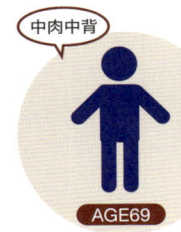

中肉中背 **AGE69**

肺癌に対してイリノテカンで加療中．軽い下痢となった．半夏瀉心湯⑭を毎食前に投与．その後軽快した．本人の希望で，半夏瀉心湯⑭は継続投与となる．その後も元気に化学療法中．

半夏瀉心湯

半夏 5　　黄芩 2.5（注目）　黄連 1　　乾姜 2.5（強く温める）　甘草 2.5

大棗 2.5　　人参 2.5（元気に）

生薬ポイント

イリノテカンの副作用に下痢がある．その機序は腸内のβグルクロニダーゼによってイリノテカンの代謝産物が活性型に変化するためと考えられている．黄芩にはβグルクロニダーゼ阻害する作用があるためと思われているが，そうであれば黄芩含有漢方薬や黄芩単体でも効果は十分なはずである．

Level UP

半夏瀉心湯⑭をイリノテカンの投与時にあらかじめ予防的に内服させるといったプロトコールもあるそうだ．黄連湯⑳は半夏・桂皮・乾姜・甘草・大棗・人参・黄連で，半夏瀉心湯⑭の黄芩を桂皮に変えたもの．黄連湯⑳は黄芩を含まず，下痢には効果がない．確かに黄連湯⑳の保険病名は，急性胃炎，二日酔，口内炎で，下痢はない．

手足のほてり 八味地黄丸 ❼

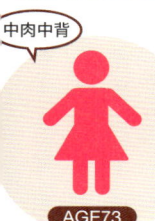

中肉中背
AGE73

手足がほてって困ると言って来院．どこの先生も相手にしてくれない．そこで定石に従って八味地黄丸❼を毎食前に投与．4週間後の再診時には，大分楽になった．その後6ヵ月飲んで終了．

八味地黄丸

注目
地黄6　　山茱萸3　　山薬3　　沢瀉3　　茯苓3

牡丹皮2.5　桂皮1　　附子0.5

生薬ポイント

手足のほてりには地黄剤が有効と言われている．地黄を含む漢方薬は22種．地黄が1日量で6gが最高で，三物黄芩湯 ㉑，炙甘草湯 ㊹，潤腸湯 ㊿，八味地黄丸❼に含まれている．

Level UP

手足のほてりに対して有名なのは三物黄芩湯 ㉑ だが，なかなか常備はしていない．汎用性から考慮すると第一選択は八味地黄丸❼となる．

手足のほてり 三物黄芩湯(さんもつおうごんとう)❶

中肉中背

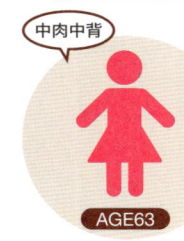

AGE63

手足がほてって就寝時に布団から手足を出すが，でも眠れなくて困る．定石に従って八味地黄丸 ❼ を処方したが，4週間後，あまり効いた感じがしないとのこと．そこで三物黄芩湯 ❶ を処方する．4週間後には今回のは効いたと喜んでいた．

三物黄芩湯

滋養強壮　　　　　　　　　　　**注目**
地黄 6　　　黄芩 3　　　苦参 3

生薬ポイント

三物黄芩湯 ❶ は3種類の構成生薬から成る簡素な薬．構成生薬が少ないので，切れ味がよいはず．苦参は三物黄芩湯 ❶ の他，消風散 ㉒ に含まれている．煎じ薬では極めて苦いが，エキスでは煎じ薬ほどは苦くはない．

Level UP

三物黄芩湯 ❶ は結構重宝する漢方薬だ．手足のほてりにも有効，また掌蹠膿疱症にも有効．手足だけの炎症性疾患にも有効．試しに使ってみると効くことがある．西洋医学で散々治らない患者では神様のように思われる．漢方の使い方をちょっと知っているだけなのにちょと申し訳ない．
三物黄芩湯 ❶ の保険病名は，手足のほてりのみである．

のぼせ 加味逍遙散 ㉔

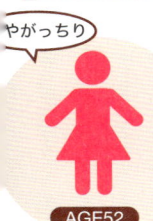

やがっちり
AGE52

生理は終わっているのに，カーッとのぼせて，汗が噴き出す．本当に困る．そこで加味逍遙散㉔を投与．4週間後，そこそこいい．6ヵ月続行し，まだ少々のぼせの症状は残るが，まったく楽だと喜んでいる．今後も飲み続けるとのこと．

加味逍遙散

柴胡剤　　　　　　　　　　　　　　　　　　　　　**駆瘀血剤**
柴胡 3　　芍薬 3　　蒼朮 3　　当帰 3　　牡丹皮 2

気を鎮める
山梔子 2　　薄荷 1　　茯苓 3　　甘草 1.5　　生姜 1

生薬ポイント

【山梔子を含む漢方薬】は，すべて気を鎮める作用がありそうだ．茵蔯蒿湯⑬⑤，辛夷清肺湯⑭，清上防風湯⑤⑧，黄連解毒湯⑮，加味帰脾湯⑬⑦，加味逍遙散㉔，五淋散⑤⑥，清肺湯⑨⓪，温清飲⑤⑦，荊芥連翹湯⑤⓪，柴胡清肝湯⑧⓪，防風通聖散⑥②，竜胆瀉肝湯⑦⑥と13件ある．

Level UP

　加味逍遙散㉔タイプの人でのぼせだけを訴えることは少ない．たくさんの訴えの中にのぼせが含まれている．いろいろ訴えるのでカルテには困っている順番に記載することも結構意味がある．訴えていた内容が軽くなっていたり，なくなっていれば治療は成功している．でもいつまでも何かを訴える．そういう性格だ．そんな人に効く漢方薬が加味逍遙散㉔だ．

のぼせ 女神散 ㊻

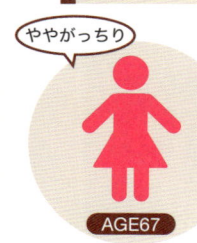

> ややがっちり
>
> AGE67

更年期障害のときのように，顔がのぼせる．更年期障害とは無縁の歳と思っていたのに．定石通りに加味逍遙散㉔を4週間投与するも無効．そこで女神散㊻に変更．その後は少々落ち着いた．我慢できるようになり，女神散㊻の継続を希望．

女神散

気を鎮める
香附子 3
桂皮 2

駆瘀血剤
川芎 3　　当帰 3
蒼朮 3　　人参 2

瀉心湯類
黄芩 2　　黄連 1
檳榔子 2　甘草 1

注目
丁子 1　　木香 1

生薬ポイント

女神散㊻は12の構成生薬からなる薬．黄連と黄芩を含むので瀉心湯類．そして気分を落ち着ける桂皮と香附子もあるので，のぼせには確かに効きそうだ．丁子は女神散㊻と治打撲一方�89に含まれている．歯医者さんのあの臭いは丁子の臭い．虫歯に仮詰めするセメントの中にも丁子の成分が含まれている．

Level UP

女神散㊻の別名は安栄湯．昔の戦場で軍隊の気持ちを落ちかせるために使用した．

女神散㊻の保険病名は，産前産後の神経症，月経不順，血の道症である．明らかに女性の病名しかないのでちょっと困る．

のぼせ 桂枝茯苓丸 ㉕

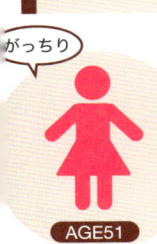

がっちり

AGE51

頭がのぼせると言って受診．加味逍遙散㉔，次に女神散㊿は無効．そこで桂枝茯苓丸㉕を投与．すると今度の薬は効いていると満足そう．その後，のぼせの具合で適当に内服するように指示．

桂枝茯苓丸

気を鎮める　　　　　　　　　　　　　　　　駆瘀血剤
桂皮3　茯苓3　　芍薬3　　桃仁3　牡丹皮3

生薬ポイント

桂枝茯苓丸㉕は実証の駆瘀血剤の代表処方．桃仁・牡丹皮・紅花・大黄・当帰などの駆瘀血作用を有する生薬を複数含んでいれば駆瘀血剤と推測できる．

Level UP　どの駆瘀血剤ものぼせを軽快する作用は期待できる．無効なときは他を試せばよい．

桂枝茯苓丸㉕の保険病名は，子宮並びにその付属器の炎症，子宮内膜炎，月経不順，月経困難，帯下，更年期障害（頭痛，めまい，のぼせ，肩こり等），冷え症，腹膜炎，打撲症，痔疾患，睾丸炎である．

のぼせ 黄連解毒湯 ❶❺

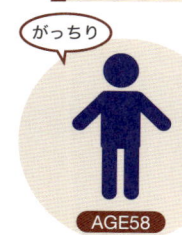

がっちり

AGE58

やや血圧が高い．降圧剤を内服している．顔がのぼせて困る．西洋医学では薬はないと言われ，漢方薬を希望する．黄連解毒湯 ❶❺ を毎食前に4週間処方．のぼせは大分落ち着いた．引き続き3ヵ月内服し，その後は頓服的に内服．

黄連解毒湯

瀉心湯類
黄芩 3　　黄連 2

気を鎮める
山梔子 2　　黄柏 1.5

生薬ポイント

黄連解毒湯 ❶❺ は黄連と黄芩を含む瀉心湯の代表．便秘があれば大黄を含む（瀉心湯）三黄瀉心湯 ⓫⓭ が好まれる．三黄瀉心湯 ⓫⓭ は黄連・黄芩・大黄からなる．気分を落ち着かせる山梔子はないが，大黄の鎮静作用があるので，漢方薬的には同じ効果となる．

Level UP

三黄瀉心湯 ⓫⓭ は3つの構成生薬からなる簡素な薬．
三黄瀉心湯 ⓫⓭ の保険病名は，高血圧の随伴症状（のぼせ，肩こり，耳なり，頭重，不眠，不安），鼻血，痔出血，便秘，更年期障害，血の道症である．

肥満 防風通聖散 ㊌

がっちり

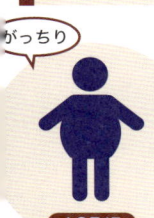

AGE47

筋肉質の肥満体型で痩せたい．「漢方だけで痩せる薬はない」と説明するが，生活習慣も改善するので是非と，防風通聖散㊌を始める．ともかく炭水化物を減らすように指導．その後，ぼつぼつと痩せていく．

防風通聖散

		排膿	強く冷やす	
黄芩2	甘草2	桔梗2	石膏2	白朮2
駆瘀血剤	**承気湯類**	**皮膚疾患**		
大黄1.5	芒硝0.7	荊芥1.2	連翹1.2	山梔子1.2
				麻黄剤
当帰1.2	芍薬1.2	薄荷1.2	防風1.2	麻黄1.2
川芎1.2	生姜0.3	滑石3		

生薬ポイント

防風通聖散㊌は構成生薬最多の18種類の漢方薬．大黄と芒硝を含む承気湯類，麻黄剤で，排膿作用のある桔梗，強く冷やす石膏を含む．荊芥と連翹があるので皮膚疾患にも有効．当帰・芍薬・川芎があり地黄がないので，駆瘀血作用が強い．山梔子で気分が落ち着く．つまり，がっちりタイプで皮膚病変があり，便秘傾向，気持ちの高ぶりやすい人向けのイメージ．

Level UP

防風通聖散㊌はナイシトール®という名前でこちらがむしろ有名．防風通聖散㊌は黄芩も含んでいるため，ナイシトール®の乱用では肝機能障害が目立つ．漢方だけでは肥満は絶対に解決しない．

防風通聖散㊌の保険病名は，高血圧の随伴症状（どうき，肩こり，のぼせ），肥満症，むくみ，便秘である．

肥満 大柴胡湯 ❽

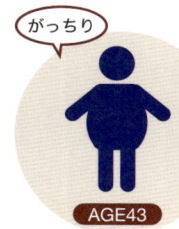

（がっちり）
AGE43

肥満を何とかしたい．「肥満は漢方では解決しない」と説明するも，他にも努力するので漢方を飲みたい．ナイシトール® は既に飲んだが効かなかった．そこで大柴胡湯 ❽ を投与した．ともかく炭水化物を半分にするように指導し，何とか痩せ始めた．

大柴胡湯

柴胡剤
柴胡6　黄芩3　　半夏4　　芍薬3　　大棗3

　　　　　　　　　　　駆瘀血剤
枳実2　生姜1　　大黄1

生薬ポイント

大柴胡湯 ❽ は大黄を含む柴胡剤．どの生薬にも脂肪燃焼作用などない．もしも脂肪燃焼作用があれば，その生薬だけをたくさん摂取すれば痩せることになる．とっくに肥満に著効する薬やサプリになっているはずだ．処方の理由は，肩こり，イライラ，消化器の不調，熟眠感不足など肥満の諸症状が幾分改善する可能性があるからだ．

Level UP

ビスラットゴールド® は大柴胡湯 ❽ だ．これだけを飲んで痩せたという人は見たことがない．食事制限や少しの運動といった努力の結果，報われるのだ．
大柴胡湯 ❽ の保険病名は，胆石症，胆のう炎，黄疸，肝機能障害，高血圧症，脳溢血，じんましん，胃酸過多症，急性胃腸カタル，悪心，嘔吐，食欲不振，痔疾，糖尿病，ノイローゼ，不眠症だ．

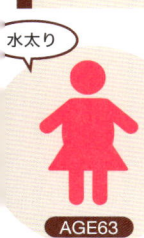

水太り 防已黄耆湯(ぼういおうぎとう)⑳

水太り
AGE63

肥満に効く漢方薬を希望．いつものように「そんな漢方薬があれば，世の中からデブはいなくなる」と諭すが，試してみたい．そこで食事制限ができるならという条件付きで，防已黄耆湯⑳を毎食前に処方．1年で数キロは痩せてきた．

防已黄耆湯

汗を止める：黄耆 5
注目：防已 5
よくある組み合せ：大棗 3　甘草 1.5　生姜 1
蒼朮 3

生薬ポイント

防已黄耆湯⑳は6種類の生薬からなる簡単な処方．その中の大棗と生姜，甘草は食材のような生薬なので，黄耆と防已，蒼朮が大切な生薬とわかる．【防已を含む漢方薬】は疎経活血湯㊾，防已黄耆湯⑳，木防已湯㊱である．

Level UP

防已黄耆湯⑳が肥満に効くかは実は不明．なにも処方しないで，肥満の生活指導だけの方法もあるが，それでは患者さんも病院になかなか来ないので，副作用もないし，効くかもしれないと思いつつ，食事制限の指導に明け暮れる外来です．

防已黄耆湯⑳の保険病名は，腎炎，ネフローゼ，妊娠腎，陰嚢水腫，肥満症，関節炎，癰，癤，筋炎，浮腫，皮膚病，多汗症，月経不順である．

食欲不振 六君子湯❹₃

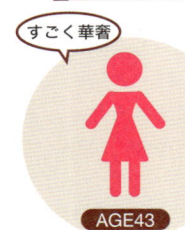

すごく華奢

AGE43

食べるとすぐにお腹が一杯になり，なかなか体重が増えない．最近は 40 kg を下回っている．もう少し食べられるようになって，そして太りたいと．そこで六君子湯 ❹₃ を処方する．4 週間後不変．しかし薬はおいしい．3 ヵ月後には食事の量が増え，1 年後には体重が 3 kg 増加．

六君子湯

四君子湯 75 の主薬

| 蒼朮 4 | 人参 4 | 茯苓 4 | 甘草 1 | 大棗 2 |

二陳湯 81 の主薬

| 半夏 4 | 陳皮 2 | 生姜 0.5 |

生薬ポイント

四君子湯 ⑦₅ の 4 つの君薬（重要な生薬）は蒼朮・人参・甘草・茯苓で，それに陳皮と半夏で 6 つの君薬になる．茯苓飲 ❻₉ は，茯苓・蒼朮・陳皮・人参・枳実・生姜にて，茯苓飲 ❻₉ から枳実を抜いて，半夏・大棗・甘草を加えたものが六君子湯 ❹₃ である．

Level UP

まれに，とても華奢な人は六君子湯 ❹₃ が飲めないと言う．そのときは，四君子湯 ⑦₅ をトライ．味は大切で六君子湯 ❹₃ が飲めて，調子が良くなってくると，昔おいしかった六君子湯 ❹₃ がどうもおいしくないことがある．体質が変わった証拠にて，薬を中止・変更するヒントだ．

茯苓飲 ❻₉ の保険病名は，胃炎，胃アトニー，溜飲である．茯苓飲 ❻₉ のイメージは胃の出口の狭窄様の症状だ．

食欲不振 補中益気湯❹

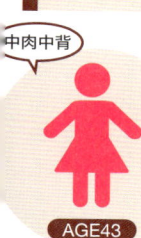

中肉中背
AGE43

最近，食欲がない．消化器内科では何も異常がないと言われた．食欲と元気を出したいと来院．そこで，補中益気湯❹を処方．4週間後には気力が増したようだと．食欲も若干回復と．その後も補中益気湯❹を継続．6ヵ月飲んで食欲も気力も改善．そして中止．

補中益気湯

六君子湯 43 マイナス茯苓

蒼朮 4	人参 4	大棗 2	甘草 1.5	生姜 0.5
黄耆 4	当帰 3	柴胡 2	陳皮 2	升麻 1

生薬ポイント

補中益気湯❹には四君子湯❼の6つの構成生薬（茯苓・人参・甘草・蒼朮・大棗・生姜）から茯苓を除いた5つの生薬が含まれている．それ以外に黄耆・当帰・柴胡・陳皮・升麻を加えた漢方薬である．四君子湯❼は気力をつける漢方薬の基本処方にて，補中益気湯❹にも気力を補う効果を期待できる．

Level UP

柴胡や当帰はあまりにも虚証な人には胃に障るので，六君子湯❸の方がより虚弱な人向き．また，啓脾湯❿にも，四君子湯❼が含まれており，構成生薬は蒼朮・茯苓・人参・甘草・山薬・蓮肉・山楂子・沢瀉・陳皮である．

啓脾湯❿の保険病名は，胃腸虚弱，慢性胃腸炎，消化不良，下痢である．

冷え性
当帰四逆加呉茱萸生姜湯 ㊳

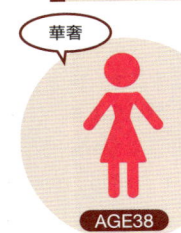

> 華奢
>
> AGE38

手足の冷えを訴えて来院．冷え症の定石に従って当帰四逆加呉茱萸生姜湯 ㊳ を4週間投与．再診時，幾分かいいと．そこで1年間内服．昨年の冬に比べると見違えるようにいいと喜んでいた．でも冷えはある．

当帰四逆加呉茱萸生姜湯

桂枝湯 45

| 大棗 5 | 桂皮 3 | 芍薬 3 | 甘草 2 | 生姜 1 |

駆瘀血剤 / 鎮痛

| 当帰 3 | 木通 3 | 呉茱萸 2 | 細辛 2 |

生薬ポイント

当帰四逆加呉茱萸生姜湯 ㊳ はしもやけの特効薬．呉茱萸が温める生薬．桂皮や当帰も温める生薬．当帰四逆加呉茱萸生姜湯 ㊳ は桂枝湯 ㊺ を含んでいる．つまり桂枝湯 ㊺ ＋当帰・木通・呉茱萸・細辛という構成である．

Level UP

冷えを訴えたときは，オートマチックに当帰四逆加呉茱萸生姜湯 ㊳ を処方し，その反応をみてから，次の対処を考える方法もある．もっと温めて欲しいときはブシ末を加えるとよい．お腹も含めて全身が冷えるときは真武湯 ㉚，顔がほてって首から下が冷えるときは加味逍遙散 ㉔ も選択肢になる．

冷え性 真武湯 ㉚

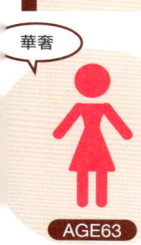

華奢
AGE63

ともかく体全体が冷えると言って受診．お腹も冷えて下痢をすることも多いと．そこで真武湯㉚を投与．4週間後に少々楽と．1年間続行．昨年と比べると見違えるように元気になったと．でも少々の冷えは残る．

真武湯

利水剤： 茯苓4　蒼朮3　芍薬3　生姜1.5　**強く温める** 附子0.5

生薬ポイント

真武湯㉚は附子剤．しかし附子の量は1日量でわずか0.5g．これでも著効することはあるが，ブシ末の増量がなにより有効．子どもには附子の副作用が強くでるが，高齢者には少ない．また，冷え性の患者に対する心構えとして，治そうとすると失敗する．楽になることを目標にしよう．1年間処方して，多くはとても良くなったと言ってくれるが，まだ冷えると不満が残る人もいる．

Level UP

真武湯㉚の保険病名は，胃腸疾患，胃腸虚弱症，慢性腸炎，消化不良，胃アトニー症，胃下垂症，ネフローゼ，腹膜炎，脳溢血，脊髄疾患による運動ならびに知覚麻痺，神経衰弱，高血圧症，心臓弁膜症，心不全で心悸亢進，半身不随，リウマチ，老人性瘙痒症と多彩である．

冷え症 加味逍遙散㉔・五積散(63)

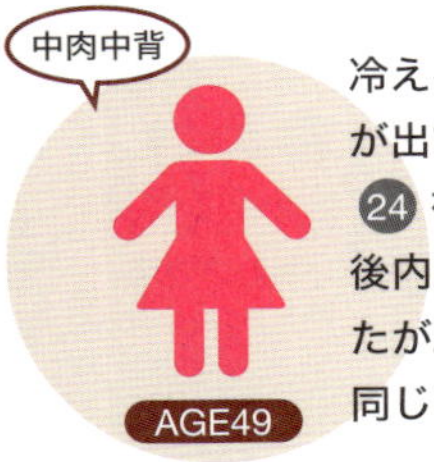
中肉中背
AGE49

冷えると言って来院．よく話を聴くと，首から上は汗が出て，胸から下がとても冷える．そこで加味逍遙散㉔を投与．4 週間後には少々冷えは楽になる．その後内服を継続．1 年後には，冷えの訴えはほぼ消失したが，かわりにいろいろな不調を訴える．
同じような症例で五積散(63)も有効．

五積散

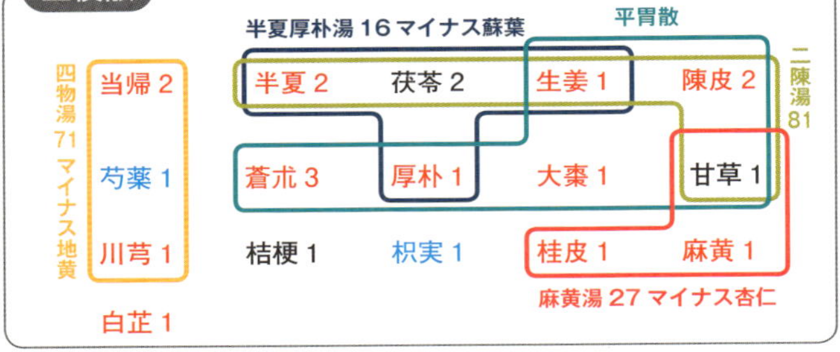
半夏厚朴湯 16 マイナス蘇葉
平胃散
四物湯 71 マイナス地黄
二陳湯 81
当帰 2
芍薬 1
川芎 1
白芷 1
半夏 2
茯苓 2
生姜 1
陳皮 2
蒼朮 3
厚朴 1
大棗 1
甘草 1
桔梗 1
枳実 1
桂皮 1
麻黄 1
麻黄湯 27 マイナス杏仁

生薬ポイント

冷え性に五積散(63)を処方することもある．五積散(63)は処方の勉強には楽しい．

小半夏加茯苓湯㉑＝半夏・茯苓・生姜，半夏厚朴湯⑯（蘇葉なし）＝半夏・厚朴・茯苓・生姜，四物湯(71)（地黄なし）＝当帰・芍薬・川芎，桂枝湯㊺＝桂皮・芍薬・甘草・大棗・生姜，二陳湯(81)の主薬 2 つ＝陳皮・半夏，麻黄剤＝麻黄

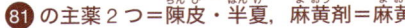

Level UP

五積散(63)の保険病名は，胃腸炎，腰痛，神経痛，関節痛，月経痛，頭痛，冷え症，更年期障害，感冒である．

しびれ 牛車腎気丸 107

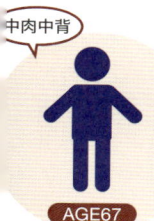

中肉中背

AGE67

下肢のしびれを訴える．糖尿病，脊柱管狭窄症とも言われている．なんとか改善したいと漢方を希望．牛車腎気丸 107 を4週間処方するも無効．そこでブシ末を1日量1.5ｇ併用するも無効．次の4週間は1日量3.0ｇに増量した．するとしびれが急になくなった．

牛車腎気丸

地黄 5	牛膝 3	山茱萸 3	山薬 3	車前子 3
沢瀉 3	茯苓 3	牡丹皮 3	桂皮 1	強く温める 附子 1

生薬ポイント

漢方薬はほとんどが煎じられていた．○○湯とあるものは煎じ薬．一方で○○散は複数の生薬を粉砕したもの，○○丸は散を煉蜜で丸剤としたもの．ところが，○○散料，○○丸料となると，散剤や丸剤の分量を煎じて使用しろということ．ツムラ保険適応漢方エキス剤はすべて煎じ薬のエキス剤．よって，熱を加えることはまったく問題なし．

Level UP

牛車腎気丸 107 の保険病名は，下肢痛，腰痛，しびれ，老人のかすみ目，かゆみ，排尿困難，頻尿，むくみ．
また八味地黄丸 7 の保険病名は，腎炎，糖尿病，陰萎，坐骨神経痛，腰痛，脚気，膀胱カタル，前立腺肥大，高血圧だ．
ちなみに六味丸 87 の保険病名は，排尿困難，頻尿，むくみ，かゆみである．

暑気あたり 清暑益気湯 ⓘ36

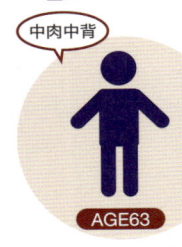

中肉中背

AGE63

真夏の暑い中，屋外の仕事を頑張りすぎて気分が悪くなったと来院．漢方を試したい．バイタルなどは変化なく，軽い熱中症，いわゆる暑気あたりと思われた．そこで五苓散 ⓘ17 を3回投与し，その後清暑益気湯 ⓘ36 を4週間処方した．清暑益気湯 ⓘ36 を飲むと，仕事を頑張れると喜んでいた．

清暑益気湯

生脈散		参耆剤		
五味子 1	麦門冬 3.5	人参 3.5	黄耆 3	陳皮 3
当帰 3	蒼朮 3.5	黄柏 1	甘草 1	

生薬ポイント

清暑益気湯 ⓘ36 は人参と黄耆を含む参耆剤，そして麦門冬と五味子を含んでいることに注目．麦門冬＋五味子＋人参は生脈散と呼ばれて元気を付ける薬．大塚敬節先生は味麦益気湯＝補中益気湯 ⓘ41 ＋五味子・麦門冬を愛用しており，清暑益気湯 ⓘ36 に似た効果になる．保険適応漢方エキス剤で味麦益気湯もどきを作るには，麦門冬湯 ⓘ29 ＋補中益気湯 ⓘ41．

Level UP

清暑益気湯 ⓘ36 は夏バテ向けの参耆剤とまず覚えるが，特段夏にこだわる必要はない．むしろ生脈散を含む漢方薬として理解した方がステップアップで使用しやすい．
清暑益気湯 ⓘ36 の保険病名は，暑気あたり，暑さによる食欲不振・下痢・全身倦怠，夏やせだ．

飲む前に 黄連解毒湯 ⑮
飲んだら 五苓散 ⑰

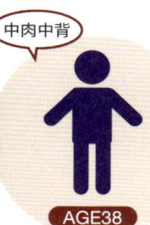

(中肉中背)
AGE38

接待の宴会が連日続き，少々困っている．何かいい漢方薬はないかと相談された．そこで飲む前には黄連解毒湯 ⑮ の頓服，飲んだ後は五苓散 ⑰ の頓服を指示．とてもいいのでまた欲しいと希望した．

黄連解毒湯

黄芩 3　　黄連 2　　山梔子 2　　黄柏 1.5

五苓散

沢瀉 4　　蒼朮 3　　猪苓 3　　茯苓 3　　桂皮 1.5

生薬ポイント

五苓散 ⑰ にも黄連解毒湯 ⑮ にも，血虚や瘀血に関連する当帰，芍薬，川芎，地黄，牡丹皮，桃仁，大黄，紅花などは含まれない．「気」と「水」に関係する生薬だけである．大正漢方胃腸薬内服液®が，黄連解毒湯 ⑮ と五苓散 ⑰ の組み合わせ．これを喜ぶ人もいれば，効かない人もいる．漢方はひとそれぞれにて，まーそんなものかと思っている．ちなみに僕にはどちらも無効である．

Level UP

黄連解毒湯 ⑮ の保険病名は鼻出血，高血圧，不眠症，ノイローゼ，胃炎，二日酔，血の道症，めまい，動悸，湿疹・皮膚炎，皮膚瘙痒症だ．

そして五苓散 ⑰ の保険病名は，浮腫，ネフローゼ，二日酔，急性胃腸カタル，下痢，悪心，嘔吐，めまい，胃内停水，頭痛，尿毒症，暑気あたり，糖尿病となる．

のどの違和感 半夏厚朴湯 ⑯

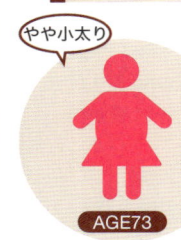

やや小太り

AGE73

内科，整形外科，眼科，皮膚科，耳鼻科といろいろ通院中．結局困っていることを伺うと，のどの違和感だそうだ．どこで相談しても問題ないと言われてしまう．そこで漢方を求めて来院．半夏厚朴湯 ⑯ を4週間処方すると，なんだかちょっといい．その後1年以上内服している．飲み忘れるとのどの違和感が強くなるので，継続内服を希望している．

半夏厚朴湯

小半夏加茯苓湯 21
半夏 6　　茯苓 5　　生姜 1

気を鎮める
厚朴 3　　蘇葉 2

生薬ポイント

半夏厚朴湯 ⑯ は5つの構成生薬からなる簡素な作りの漢方薬．小半夏加茯苓湯 21（茯苓・半夏・生姜）に厚朴と蘇葉の組み合わせ．厚朴と蘇葉がキーの生薬．

Level UP

半夏厚朴湯 ⑯ はストレージ®タイプHとして武田薬品が販売している．「理由がわからないのどのつかえ感のある方には」という宣伝文句だ．確かに，何を言ってもいいから困ったことを言って下さいと促すと，こんな訴えをする人は少なくない．
半夏厚朴湯 ⑯ の保険病名は，不安神経症，神経性胃炎，つわり，せき，しわがれ声，神経性食道狭窄症，不眠症だ．

こむらがえり 芍薬甘草湯 ❻❽

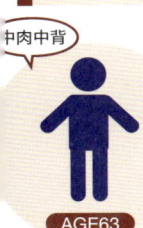

中肉中背

AGE63

こむらがえりが毎日，明け方に起こる．そこで芍薬甘草湯 ❻❽ を就寝前に飲むように指示．4週間後，こむらがえりは週に1回に減ったと．継続投与を希望するが，八味地黄丸 ❼ を毎食前に変更．芍薬甘草湯 ❻❽ は足がつったときに頓服として飲むように指示．その後順調．

芍薬甘草湯

注意

| 甘草 6 | 芍薬 6 |

生薬ポイント

芍薬甘草湯 ❻❽ は芍薬と甘草の2種類からなる簡単な漢方薬．構成生薬数が少ないと切れ味は良いが，漫然と投与していると耐性になる．また真武湯 ❸⓪ や黄連解毒湯 ❶❺ でこむら返りが治ったこともある．

Level UP

芍薬甘草湯 ❻❽ の長期投与は偽アルドステロン症の心配があるので要注意．また，漫然と構成生薬が少ない漢方薬を投与していると効かなくなる．そこである程度こむら返りが軽快すれば，芍薬甘草湯 ❻❽ は頓服にして，八味地黄丸 ❼ か牛車腎気丸 ❶⓪❼ の定時内服に切り替える．

下肢静脈瘤 深部静脈血栓症
桂枝茯苓丸 ㉕

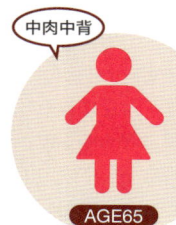

中肉中背
AGE65

深部静脈血栓症を数年前に患い，その後足が重く・だるい．医療用のストッキングは励行しているが，症状は改善しない．潰瘍などはない．そこで桂枝茯苓丸㉕を毎食前に処方．4週間後には少々ラクになったと．その後，1年間継続し，症状は相当軽快．現在も内服している．

桂枝茯苓丸

桂皮 3　芍薬 3　茯苓 3　　駆瘀血剤　桃仁 3　牡丹皮 3

生薬ポイント

【牡丹皮を含む漢方薬】は，六味丸㊼，八味地黄丸❼，牛車腎気丸⑩⑦の3つの六味丸類と，桂枝茯苓丸㉕，桂枝茯苓丸加薏苡仁⑫⑤，大黄牡丹皮湯㉝，温経湯⑩⑥，加味逍遙散㉔の5つで，すべて駆瘀血剤だ．すると牡丹皮を含んで六味丸㊼でなければ駆瘀血剤とも言える．六味丸㊼に駆瘀血効果が少々あると考えてもよいが，やはり腎虚の薬としておいたほうが処方選択のためにはわかりやすい．

Level UP

血管外科医の僕は，下肢静脈瘤や深部静脈血栓症の重い・だるい・むくむなどの症状の1,000人近い患者さんに桂枝茯苓丸㉕を処方したが，現在副作用はゼロだ．桂枝茯苓丸㉕は実証向けの駆瘀血剤と言われるが，大黄も麻黄も入っていないので，虚証の人に投与しても，効かないだけ，まずいと訴えるぐらいだ．

リンパ浮腫 柴苓湯⑭

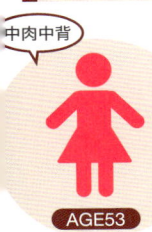

(中肉中背)
AGE53

10年以上前に子宮癌の手術を施行されてから左下肢のリンパ浮腫になる．医療用ストッキングは着用しているが，年に1，2回蜂窩織炎となり高熱がでる．今後の相談に来院．そこで柴苓湯⑭を投与開始．1年しても下腿の周径は2cm減った程度．しかし，蜂窩織炎は一度も起きていないと．その後も継続投与希望．

柴苓湯

		五苓散 17		四君子湯 75	
桂皮 2	猪苓 3		沢瀉 5	蒼朮 3	茯苓 3
		小柴胡湯 9			
柴胡 7	黄芩 3		半夏 5	人参 3	甘草 2
				大棗 3	生姜 1

生薬ポイント

利水剤の王様は五苓散⑰，そして猪苓湯⑳だと思う．五苓散⑰と小柴胡湯⑨を合わせたものが柴苓湯⑭だ．一方で猪苓湯⑳と小柴胡湯⑨を合わせることはあまりない．しかし和田東郭の柴苓湯はこの組み合わせである（蕉窓雑話より）．その漢方薬の効果があるなしよりも，パッケージが2つになることが最大の理由だ．

Level UP

蜂窩織炎になると抗生剤と鎮痛解熱剤で治療するが，蜂窩織炎の頻度を減らす薬はなかったので，僕がリンパ浮腫の人にことごとく柴苓湯⑭を処方した．そして柴苓湯⑭が明らかに蜂窩織炎の頻度を減らしていることがわかった．

柴苓湯⑭の保険病名は，水瀉性下痢，急性胃腸炎，暑気あたり，むくみとなっている．

腹部膨満感 大建中湯 ⑩⓪

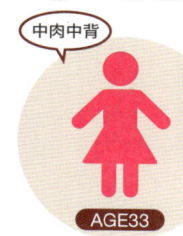

(中肉中背)
AGE33

お腹が張って，おならが臭くて困ると相談に来る．大建中湯⑩⓪を1包毎食前に内服を指示．4週間後の再診時に，おならが臭くなくなって，本当にうれしいと．自分の体調に合わせて適当に内服するように伝える．

大建中湯

乾姜 5　　人参 3　　山椒 2　　膠飴

生薬ポイント

　おならを減らす作用を駆風作用というが，その代表的生薬は茴香である．茴香を含む漢方薬は安中散 ❺ のみで，安中散 ❺ もお腹の張りに有効．おならの臭いが気になるので，臭くなければおならは問題ないですね．そうすると，大建中湯⑩⓪で膨満感を減らすと，おならの臭いも減って喜ばれることが多い．

Level UP

　大建中湯⑩⓪は最も売れている保険適応漢方エキス剤である．ところが大建中湯⑩⓪が売れている病院で，他の漢方薬が同じように頻繁に使用されているとは限らない．大建中湯⑩⓪を使用してなんとなく漢方は悪くないと感じている先生には，漢方がいろいろな疾患に有効であるという次のステップに進んでもらいたい．

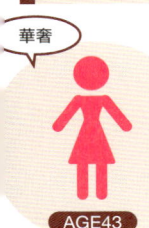

しもやけ
当帰四逆加呉茱萸生姜湯 ㊳

華奢 AGE43

子どもの頃から冬にしもやけができる．大人になってもしもやけができて困っている．皮膚科で塗り薬をもらっても治らないというので来院．そこで当帰四逆加呉茱萸生姜湯 ㊳ を毎食前に投与．8ヵ月後に今年の冬はしもやけがまったくできなかった．こんなことは初めてと喜んでいた．

当帰四逆加呉茱萸生姜湯

桂枝湯 45
| 大棗 5 | 桂皮 3 | 芍薬 3 | 甘草 2 | 生姜 1 |

駆瘀血剤／鎮痛
| 当帰 3 | 木通 3 | 呉茱萸 2 | 細辛 2 |

生薬ポイント

しもやけを改善するような末梢循環不全に直接働く生薬はない．抗血小板作用がある生薬もない．教科書的にはいろいろな作用が記載されているが，どれも微々たる作用だ．そんな生薬の小さな力の足し算で結構な効果を出すことが漢方の魅力だ．

Level UP

生薬や漢方薬に，西洋薬剤と同じような効果があれば，ある意味大変なことだ．現代医学に影響するような作用がないからこそ，つまり食事の延長的なイメージだからこそ，困った患者さんにいろいろと試せるのだ．手術や胃の内視鏡検査や造影CT検査，抜歯などの前にあらかじめ止めなければならない漢方薬はない．

口渇 白虎加人参湯❹

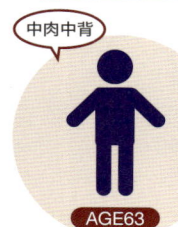

中肉中背 / AGE63

のどが渇くと言って来院．内科では糖尿病を含めてまったく異常はないと．そこで白虎加人参湯❹を投与．すると4週後には口渇感は楽になった．その後は適当に内服するように指示．

白虎加人参湯

強く冷やす	注目			
石膏 15	知母 5	甘草 2	人参 1.5	粳米 8

生薬ポイント

【知母を含む漢方薬】は，白虎加人参湯❹，酸棗仁湯⓵⓪⓷，滋陰至宝湯❾❷，辛夷清肺湯⓵⓪❹，滋陰降火湯❾❸，消風散❷❷．知母は石膏と同じく冷やす生薬．

口渇は糖尿病のサイン．しかし糖尿病や膠原病がなく口渇だけを訴えられると西洋医学では対処に困る．そんな時は漢方の出番．漢方は糖尿病なんて知恵がない時代の経験知．訴えだけで漢方を選んでも効くこともある．効かないこともある．

Level UP

白虎加人参湯❹の保険病名も，のどの渇きとほてりのあるものとなっている．また，口渇の保険病名は白虎加人参湯❹のみだ．

カンポウの塗り薬 紫雲膏 501

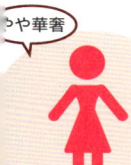

やや華奢
AGE32

子どもの頃からアトピーがある．皮膚がカサカサでみるからにアトピーで苦労しているとわかる．ステロイドの内服や軟膏を何年も行っている．なんとかしたいと来院．現状の薬は続行で，飲み薬は温清飲 57，塗り薬は紫雲膏 501 とした．紫雲膏 501 は「ベトベトして，紫色がつくが，試しにどこでもいいから塗ってみるといいよ」と勧めた．再診時に，紫雲膏 501 は確かにベトベトするが，いくら塗っても良いと言われたので，たくさんあちこちに塗って，結構楽になったと喜んでいる．ステロイド剤の様に，量を気にしなくて良いのがないより安心だと喜んでいる．上手くいったかな．

紫雲膏

ゴマ油 100 g，紫根 10 g，当帰 10 g のエキスに，白蠟 27 g と豚脂 1.8 g を加えて，100 g にする．

生薬ポイント

ゴマ油と豚脂が入っているのでベタベタする．また紫根が紫色をしているので，シーツやパンツが紫になる．落ちにくいのが欠点．紫雲膏 501 は好き嫌いが分かれる塗り薬．

Level UP　紫雲膏 501 はステロイドをもちろん含有していないので，どこにどれだけ塗っても問題ない．痔疾患，やけど，皮膚瘙痒感，しもやけ，あかぎれ，切り傷，アトピーなどなど何にでも塗ってみればいい．
　紫雲膏 501 の保険病名は，火傷，痔核による疼痛，肛門裂傷である．

III章

エピローグ

処方が思いつかない 疲れ
補中益気湯 ㊶

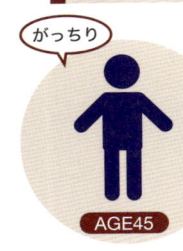

（がっちり）

AGE45

エリートサラリーマン．風邪を引くと葛根湯 ❶ を飲む漢方ファン．仕事が日々忙しい．夜間の頻尿が気になる．花粉症もひどい．腰痛もある．忙しくて疲れるが夜は熟眠できない，などいろいろと訴える．風邪の引き始めには葛根湯 ❶ を飲んで，よく効くというので見た目通りの実証だろう．なかなかこれといった漢方薬が思いつかない．でも実は困らない．本人は疲れていると言うし，見た目にも疲れている．こんなときには補中益気湯 ㊶ を1日3回適当に飲むように指示する．4週間後にはなんとなく調子が良い．その後約1年間内服を続行．いろいろな症状が問題ない程度に落ち着いていると喜んだ．

モダン・カンポウの秘訣

患者がいろいろと訴えて困ることは多々ある．1つの症状を訴えればフローチャート的に処方も可能だが，いろいろな訴えをされるとちょっと困る．いろいろな訴えをされたときの対策の1つは，一番困る訴えに対して処方することだ．そうすると複数の訴えが治ることを経験する．漢方の魅力が体感できる瞬間だ．そして治れば次の症状に対処していけばいい．

くれぐれもそれぞれの訴えに対して漢方を選び出して，複数の漢方薬を同時に与えてはならない．まず漢方薬は生薬数が増えると効かなくなってくる．また複数が効いたときに実はどれが効いたかわからない．遠回りでもなるべく少ない数の漢方薬，できれば1種類の漢方薬で対処することが建前だ．

さて，漢方の魅力は体全体を治すことだ．それを体感しやすいのが参耆剤だ．その王様は補中益気湯 ㊶．疲れを訴えれば補中益気湯 ㊶ を処方してみれば良い．しかし補中益気湯 ㊶ に縛られることはない．他の参耆剤でも構わない．ある程度補中益気湯 ㊶ の処方に慣れてきたら，他の9種の参耆剤を「疲れ」という訴えに処方してみればいい．

処方が思いつかない 胃もたれ
六君子湯㊸
りっくんしとう

（華奢）

AGE49

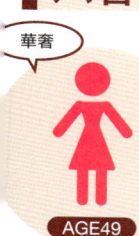

いろいろな医者にいっても治らないと来院．色白で華奢で声が小さい．集中力がなく資格試験の勉強ができないと訴える．冷え，不眠，軽い下痢，花粉症もどき，食べるとすぐに胃もたれで満腹になると訴える．知的に見える．話の内容はそこそこ整合性があり，同じことをひたすら繰り返したりはしない．当方も困る．でも実は困らない．こんな「胃もたれ」や「食欲不振」を訴える人には六君子湯㊸でいろいろ治ることを経験しているからだ．4週間投与すると，変わらないという．少しも良くないかと聞き返すと，ちょっと良いような気もすると．いままで散々治らなかったいろいろな症状なのだから，気長に飲むように指示する．六君子湯㊸の味はおいしいと答えた．そこで，1年投与．すると体重が増え，体に声に力が出てきた．本人も六君子湯㊸の良さを理解したようだ．大分元気になり今も通院中．

モダン・カンポウの秘訣

六君子湯㊸も不思議な薬だ．いろいろな症状に効く．参耆剤はがっちりタイプの人が一時的に疲れたときにも使用するのに対して，六君子湯㊸はがっちりタイプに処方することは少ない．僕のイメージだ．六君子湯㊸で花粉症が治ることも経験する．花粉症に直接有効な薬は入っていない．体質が変わることで，いろいろな症状が治るのだろうと思っている．体質を変えながら治すのであれば，こちらものんびりと構えていればいい．4週間後の再診時は不快な作用がないかのチェックで良い．味を聞くのも楽しい．甘すぎて飲めないといえば中止だ．また味は漢方の止め時も暗示する．いままでおいしかった漢方薬が，なんとなくまずくなってくれば終了するタイミングだ．

処方が思いつかない 心身症っぽい
柴胡桂枝湯 ❿

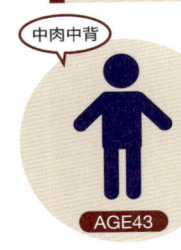

中肉中背

AGE43

他院で「慢性腹膜炎」と言われている．紹介で受診．虫垂炎の手術は20年前に受けているが，右の下腹部がときどき痛くなって困るという訴えだ．消化器内科の先生からの依頼にて，既に胃や大腸の内視鏡検査では異常なしと言われている．ストレスがあると症状が出るような気もするとも説明する．消化器内科の先生が慢性腹膜炎という病名を付けるのだから，よほど困っているのだろう．当方も当然に困る．採血検査でも異常はないので，そして少々心身症っぽくも見えるので，柴胡桂枝湯❿を4週間試しに処方することに．4週間後の再診時にはなんとなくいいような気がするという．そこで10ヵ月間はしっかりと内服を続行．相当良くなり，その後は適当に内服を指示．

モダン・カンポウの秘訣

　他の先生が困り果てて，また患者さんが困った挙げ句に一生懸命探して僕の外来を受診することは少なくない．西洋医学で治らない訴えが，病気が，症状が漢方で魔法のように治ることはないと思うことがまず大切だ．もちろんまれにミラクルのようにピタッと治ってものすごく感謝されることもある．でもそれはまれだと心得ておくことが医療サイドにも患者サイドにも大切だ．そんな立ち位置を理解して，少しでも症状をよくしようとお互いが心を決めると，漢方は相当役立つ．4週間後にちょっとでも良くなっていれば気長に続行だ．よりよい漢方を探そうなどと思わずに，ちょっとでもよくなっていたら続行だ．もしかしたら時間が解決しているのかも知れない．それでもいい．僕たちは患者さんを治したいだけだから，そのために漢方が直接的に，間接的に役に立てば十分だ．柴胡桂枝湯❿の保険病名は，感冒・流感・肺炎・肺結核などの熱性疾患，胃潰瘍・十二指腸潰瘍・胆のう炎・胆石・肝機能障害・膵臓炎などの心下部緊張疼痛となっている．呼吸器と消化器疾患のみだ．

処方が思いつかない どんな訴えにも
柴胡桂枝湯 ❿

(中肉中背)

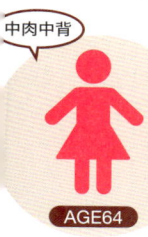

AGE64

1年前までは会社をバリバリと経営していた女性社長．その後いろいろな不調が現れ，都内の有名な病院を受診．内科，心療内科，整形外科，耳鼻科などで加療を行うも軽快しない．心療内科でSSRIを処方され，症状が極端に悪化するので，恐ろしくなって僕の外来を受診したと．症状はうつっぽい，食欲がない，気力がない，歩くのが遅い，腰痛，便秘，などなど．僕もよくわからない．そんな時は，柴胡桂枝湯❿，2週間投与して，2週間後の外来の最後に予約を入れた．次回は15分ほど話を聴く時間を設けてよく話を聴くと，仕事の不調と身内の不幸があったようだ．焦らず時間が解決すると説明して，柴胡桂枝湯❿を続行．西洋医学的検査は他院で続行．西洋薬は必要最小限として1年後に大分元気になる．

モダンカンポウの秘訣

患者さんをたくさん診るコツは，なるべく待たさないことだ．外来が遅れだすと，待たされた患者さんは，ここまで待ったのだからもっと話そうと思う．次から次に診察室から出てくる患者さんを見ると，長話は禁物という雰囲気が伝わる．訴えの多い患者さんに30分の時間を割くと，また次回30分を期待される．僕は長くても10分だ．それ以上の話を聞きたいときは，最後に再び診るか，他の日の最後の外来にする．そして特別にお話を聴くようにしている．また，毎日来院してもいいと伝える．そんな時間稼ぎにも有効な漢方が柴胡桂枝湯❿だ．時間稼ぎと思って処方すると期待以上に有効なこともある．西洋剤の投与過多で訴えが生じていることもある．西洋医学やカンポウの長所や短所を理解して，患者を治すのが楽しい．くわしくは「じゃあ，死にますか」（新興医学出版社刊）をぜひご一読ください．

処方が思いつかない 温めてみる
真武湯 ㉚

（華奢）
AGE78

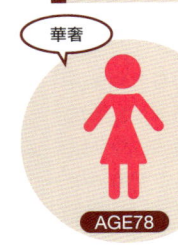

舌痛症にて歯科口腔外科に通院中．3年間全く治らないので，漢方医にも通院していた．いままで飲んだ漢方薬は，加味逍遙散 ㉔，柴朴湯 ㉖，半夏厚朴湯 ⑯，柴胡加竜骨牡蛎湯 ⑫ などが試されている．本人曰く，どれも無効と．僕の外来での舌痛症に効いた漢方薬は，加味逍遙散 ㉔，柴朴湯 ㉖，小柴胡湯 ⑨，柴胡桂枝湯 ⑩ などだ．どれも既に同じもの，または似たものが処方されている．困った．そこでお年寄りにて真武湯 ㉚ で様子を見ることに．4週間後には，ちょっといいようだと．そこで1年間続行．歯科口腔外科の先生も驚いているそうだ．その後，他の舌痛症の患者さんに処方しても効くことがあった．

モダンカンポウの秘訣

　真武湯 ㉚ は虚証用の葛根湯 ① と言われるように，幅広い訴えに使用できる漢方薬．附子剤にて高齢者や冷え症の人に喜ばれる．困ったら使ってみれば良い．守備範囲が広いので，予想以上に効果的なことがある．

　他院で既に処方されている時，また自分でも既に処方した薬でも，時間が経っていればそれが有効なこともある．また実は有効であったのに，患者さんがちょっとの違いに気がつかずに，無効と返事をして，内服が変更になった可能性もある．つまり，以前に飲んだことがあると言われても，困ったら使ってみるという手もある．大切なことは少しでも良くなる，少しでも役に立つ漢方薬を探し出すことだ．それが見つかれば，それを気長に飲めば良い．時間も病や訴えを改善してくれる．漢方はそのお手伝いぐらいはできる．

処方が思いつかない がっちり
大柴胡湯❽＋桂枝茯苓丸㉕

がっちり

AGE47

肥満，熟眠感不足，便秘，肩こり，頻尿，インポテンツ，腰痛などを訴える．訴えの割には元気だ．本人も頑張ればやっていけるが，少しでも楽になり，痩せられる漢方はないかを相談に来た．たくさんのよくわからない訴えには大柴胡湯❽＋桂枝茯苓丸㉕を試している．いつものように4週間処方．再診時に，便通は良くなり，他の訴えも何となく良いと．1年後にはインポテンツも良くなった．

モダンカンポウの秘訣

　大柴胡湯❽＋桂枝茯苓丸㉕は自分が飲んだ薬．むしろこの漢方薬が効いたから漢方が嫌いにならなかった．整合性がなく，矛盾に満ちているように思えた漢方の海を，今は快適に泳いでいる．サイエンティストであった僕は，漢方に理屈を求めていた．でも理屈は二の次であるとわかった．僕はサイエンティストである前に，臨床医だ．患者さんを治したいだけだ．そんな立場であれば，理屈はなくても効けば良い．

　疑い深い僕は他人の症例報告を信じない．でも自分や自分の家族の経験は間違いない．そして自分の患者さんの経験も真実だ．その積み重ねが漢方だ．漢方は使い慣れた薬がまず上達する．つまり自分と体格の似ている人の治療が上手くなるそうだ．確かにそうだ．大柴胡湯❽＋桂枝茯苓丸㉕の魅力は自分が一番知っている．この処方は松田邦夫先生の師匠である大塚敬節先生の師匠であった湯本求真が愛用した処方だそうだ．インポテンツも治るとは西洋医学的には信じられない．でも経験がすべてだ．

処方が思いつかない 弱々しい
小柴胡湯❾＋当帰芍薬散㉓

華奢 AGE27

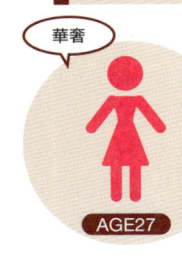

腹痛で他院より紹介された．右下腹部がときどき痛くなる．仕事を休むほど痛くなる．生理痛とは違う．婦人科や外科ではいろいろと検査をして異常なしと言われている．漢方は試したことはない．生理痛も普通の人よりはひどいと．西洋医学的に異常がない腹痛は，やはり困る．柴胡桂枝湯❿か，本人が華奢なので小柴胡湯❾＋当帰芍薬散㉓か悩むところ．下腹部痛は瘀血とも考えられるので，駆瘀血剤を含んでいる後者を処方した．4週間では不変．3ヵ月後にちょっといいと．そして1年飲んで本人が治ったと言った．

モダンカンポウの秘訣

小柴胡湯❾＋当帰芍薬散㉓も湯本求真（1876〜1941）の愛用処方．慢性の疾患の人には，まず体格によって大柴胡湯❽＋桂枝茯苓丸㉕か小柴胡湯❾＋当帰芍薬散㉓を処方して，その後の経過で続行または，薬の変更を決めることが多かったそうだ．それほど幅広く効くのであろう．瘀血の概念は幅広くとらえた方が漢方らしさを体感できるし，処方選択に有効だ．最初は駆瘀血剤で楽になる症状をすべて瘀血と考えることがわかりやすい．瘀血を暗示する所見の1つは下腹部の圧痛だ．湯本求真は下腹部の圧痛がなくても駆瘀血剤を多用した．大塚敬節先生が尋ねると「瘀血は隠れている」と言ったそうだ．なんだかよくわからないと不審がるよりも，駆瘀血剤はそれほど幅広く使用してかまわないと理解した方が処方選択に有益だ．僕たち臨床医は患者を治したいだけだから．

処方が思いつかない 気のめぐりの改善
半夏厚朴湯❶⑥

がっちり

AGE63

重役タイプの仕事大好きな男性．なんとなく最近調子悪いと訴える．不眠，肩こり，イライラ，便秘，高血圧などを訴える．
牛車腎気丸⑩7といった感じではなく，やはり大柴胡湯⑧を投与する．4週間であまり変化がないので，大柴胡湯⑧＋桂枝茯苓丸㉕に変更するも，これも変化なし．補中益気湯㊶も無効．そこで半夏厚朴湯⑯を投与するとなんだか調子が良いと．

モダンカンポウの秘訣

半夏厚朴湯⑯は小半夏加茯苓湯㉑（茯苓・半夏・生姜）に厚朴と蘇葉を加えたもの．のどの違和感（咽中炙臠）が処方選択のヒントになる薬．しかし咽中炙臠がなくても，気のめぐりが悪そうに見えなくても，適切な処方に巡り会わないときには使用してみようという薬である．咽中炙臠を訴える人は女性に多い印象がある．そして実際に半夏厚朴湯⑯は女性によく処方されている．気のめぐりが悪いという立ち位置で加味逍遙散㉔を使用してみるもの面白い．半夏厚朴湯⑯や加味逍遙散㉔が女性だけの薬だと決めつけると応用範囲が狭くなる．漢方に男性だけの薬，女性だけの薬というのは存在しない．いろいろと試してみよう．

咽中炙臠は自分でも経験する．ラジオの生放送にスタジオに呼ばれると，本番前にどうも咳払いをしたくなる，水を飲みたくなる．普段はそんなことはまったく感じないのに，のどの違和感を覚える．ちょっとした緊張による咽中炙臠だと思っている．

処方が思いつかない 気のめぐりの改善
香蘇散⓻⓿

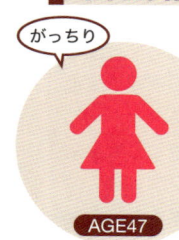

がっちり
AGE47

最近疲れて仕事ははかどらないと相談に来る．「疲れ」をキーワードに補中益気湯❹❶を処方するも全く効かないと．そこで十全大補湯❹❽や加味帰脾湯❶❸❼を試すも無効．対応はキャリアウーマンらしくしっかりしている．気持ちの問題はなさそうだが，致し方ないので，香蘇散⓻⓿を処方してみる．すると4週間後に「あの薬はとってもいい」ととても喜んでいる．その後，香蘇散⓻⓿を適当に飲むことを覚えて，疲れも減り，仕事も順調にできるようになったと．

モダンカンポウの秘訣

　香蘇散⓻⓿は香附子・蘇葉・陳皮・甘草・生姜が構成生薬．香附子と蘇葉という気持ちに作用する薬（気剤）と食欲を増す胃薬みたいな陳皮，他に甘草と生姜といういたって簡単な組み合わせ．これで疲れが取れる理由がわからない．気持ちを晴らす香蘇散⓻⓿が有効であったということは，隠れ気うつといったような症状があったのか．理屈はどうでもいい．香蘇散⓻⓿が効くことがあるという経験則だ．
　香蘇散⓻⓿は頻用している．そして香蘇散⓻⓿に助けられている．甘草があるので，偽アルドステロン症にちょっとした注意を払うぐらいで，あとは時間稼ぎに最高の薬だと思っている．

処方が思いつかない 水分バランスの改善
五苓散 ❶⓻

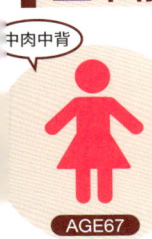

中肉中背
AGE67

舌痛症で口腔外科通院中．内科では膠原病などはないと言われている．この舌の痛み，違和感を楽にしてもらいたいと．加味逍遙散 ❷④，柴朴湯 ❾⓺，柴胡桂枝湯 ❿，真武湯 ❸⓪ など無効．そこで五苓散 ❶⓻ に小柴胡湯 ❾ を加えた処方である，柴苓湯 ⓫⓸ を投与した．4週間でちょっといいかな．その後半年近く内服し，症状は落ち着く．その後は適当に内服している．

モダンカンポウの秘訣

「怪病は水の変」と言われる．よくわからない病気は水毒を疑えということだ．まず，水毒は水のアンバランスのことと理解する．利水剤の代表は五苓散 ❶⓻ だ．しかし利水剤は幅広い．1つの理解の仕方は利水薬を，狭義の利水剤（尿量が増えて，水のアンバランスを改善するもの），駆水剤（尿量の増加は無関係に，水のアンバランスを改善するもの），去痰・鎮咳剤（水のアンバランスを改善して，主に痰や咳を改善するもの）に分けることである．利水作用の生薬は茯苓，蒼朮，白朮，猪苓，沢瀉などである．駆水作用がある生薬は陳皮，半夏，黄耆，防已，薏苡仁などである．そして去痰・鎮咳の生薬は桔梗，五味子，細辛，杏仁などである．こう理解すると，五苓散 ❶⓻ は狭義の利水剤となる．六君子湯 ❹❸ は駆水剤となり，麻黄湯 ❷⓻ も鎮咳去痰剤となる．六君子湯 ❹❸ や麻黄湯 ❷⓻ が水毒にも有効だといった論旨はこんな理解でも腑に落ちる．すると「怪病は水の変」が，五苓散 ❶⓻ や六君子湯 ❹❸ や麻黄湯 ❷⓻ で治ることがあるかもと言い換えれば，もっと応用範囲は広がる．

究極の上達の法則

　いっそ,ラムネと思って使ってみましょう.それが嫌いにならないコツです.人の体は自然治癒力があります.そして多くの訴えは時間が解決してくれます.実は治っていなくても,その症状を受け入れられるようになれば,それでいいのです.臨床医とはそんなものです.臨床が好きな先生ほどそう思っているでしょう.時間を稼ぐための道具が必要です.まず,そんな立ち位置で漢方を使ってみましょう.現代西洋医学で治らない患者さんが,漢方で,それも4週間ぐらいで治ることなどないと思っておきましょう.ラムネのつもりで,つまりプラセボ効果を期待して使ってみればいいのです.プラセボ効果で治せるような名医を目指しましょう.最高の褒め言葉ですね.そうするとどう考えてもラムネよりも漢方が効いている経験をたくさんします.まれに漢方のミラクルも起こります.患者さんは神様のように慕って,そして感謝してくれます.ただ漢方という別の引き出しを知っていただけなのに.漢方は「食いものの延長」と思って試せばいいのです.何よりの魅力は,依存症や離脱症状がないことです.気軽にどんどん処方しましょう.そして体全体が治ることがある,何でも治せる可能性があることなどを体感しましょう.自分で実体験することが何よりの上達の法則です.西洋医が趣味として漢方を利用してみましょう.外来が間違いなく楽しくなるから.

漢方上達の7箇条

①いっそラムネと思って処方しよう
②無限の海を泳がない
③人の経験は信じない
④食べ物の延長と思って処方する
⑤保険適応でなければ意味がない
⑥医療費の削減になることを体感する
⑦古典は読まない.腹診はしない

漢方薬の生薬構成

漢方薬	構成生薬
葛根湯 ❶	葛根, 大棗, 麻黄, 甘草, 桂皮, 芍薬, 生姜
葛根湯加川芎辛夷 ❷	葛根, 大棗, 麻黄, 甘草, 桂皮, 芍薬, 辛夷, 川芎, 生姜
乙字湯 ❸	当帰, 柴胡, 黄芩, 甘草, 升麻, 大黄
安中散 ❺	桂皮, 延胡索, 牡蛎, 茴香, 甘草, 縮砂, 良姜
十味敗毒湯 ❻	桔梗, 柴胡, 川芎, 茯苓, 独活, 防風, 甘草, 荊芥, 生姜, 樸樕
八味地黄丸 ❼	地黄, 山茱萸, 山薬, 沢瀉, 茯苓, 牡丹皮, 桂皮, 附子
大柴胡湯 ❽	柴胡, 半夏, 黄芩, 芍薬, 大棗, 枳実, 生姜, 大黄
小柴胡湯 ❾	柴胡, 半夏, 黄芩, 大棗, 人参, 甘草, 生姜
柴胡桂枝湯 ❿	柴胡, 半夏, 黄芩, 甘草, 桂皮, 芍薬, 大棗, 人参, 生姜
柴胡桂枝乾姜湯 ⓫	柴胡, 黄芩, 栝楼根, 桂皮, 牡蛎, 乾姜, 甘草
柴胡加竜骨牡蛎湯 ⓬	柴胡, 半夏, 桂皮, 茯苓, 黄芩, 大棗, 人参, 牡蛎, 竜骨, 生姜

漢方薬	構成生薬
半夏瀉心湯 ⑭	半夏, 黄芩, 乾姜, 甘草, 大棗, 人参, 黄連
黄連解毒湯 ⑮	黄芩, 黄連, 山梔子, 黄柏
半夏厚朴湯 ⑯	半夏, 茯苓, 厚朴, 蘇葉, 生姜
五苓散 ⑰	沢瀉, 蒼朮, 猪苓, 茯苓, 桂皮
桂枝加朮附湯 ⑱	桂皮, 芍薬, 蒼朮, 大棗, 甘草, 生姜, 附子
小青竜湯 ⑲	半夏, 乾姜, 甘草, 桂皮, 五味子, 細辛, 芍薬, 麻黄
防已黄耆湯 ⑳	黄耆, 防已, 蒼朮, 大棗, 甘草, 生姜
小半夏加茯苓湯 ㉑	半夏, 茯苓, 生姜
消風散 ㉒	石膏, 地黄, 当帰, 牛蒡子, 蒼朮, 防風, 木通, 知母, 甘草, 苦参, 荊芥, 胡麻, 蝉退
当帰芍薬散 ㉓	芍薬, 蒼朮, 沢瀉, 茯苓, 川芎, 当帰
加味逍遙散 ㉔	柴胡, 芍薬, 蒼朮, 当帰, 茯苓, 山梔子, 牡丹皮, 甘草, 生姜, 薄荷
桂枝茯苓丸 ㉕	桂皮, 芍薬, 桃仁, 茯苓, 牡丹皮
桂枝加竜骨牡蛎湯 ㉖	桂皮, 芍薬, 大棗, 牡蛎, 竜骨, 甘草, 生姜
麻黄湯 ㉗	杏仁, 麻黄, 桂皮, 甘草
越婢加朮湯 ㉘	石膏, 麻黄, 蒼朮, 大棗, 甘草, 生姜

漢方薬	構成生薬
麦門冬湯 ㉙	麦門冬, 半夏, 大棗, 甘草, 人参, 粳米
真武湯 ㉚	茯苓, 芍薬, 蒼朮, 生姜, 附子
呉茱萸湯 ㉛	大棗, 呉茱萸, 人参, 生姜
人参湯 ㉜	乾姜, 甘草, 蒼朮, 人参
大黄牡丹皮湯 ㉝	冬瓜子, 桃仁, 牡丹皮, 大黄, 芒硝
白虎加人参湯 ㉞	石膏, 知母, 甘草, 人参, 粳米
四逆散 ㉟	柴胡, 芍薬, 枳実, 甘草
木防已湯 ㊱	石膏, 防已, 桂皮, 人参
半夏白朮天麻湯 ㊲	陳皮, 半夏, 白朮, 茯苓, 天麻, 黄耆, 沢瀉, 人参, 黄柏, 乾姜, 生姜, 麦芽
当帰四逆加呉茱萸生姜湯 ㊳	大棗, 桂皮, 芍薬, 当帰, 木通, 甘草, 呉茱萸, 細辛, 生姜
苓桂朮甘湯 ㊴	茯苓, 桂皮, 蒼朮, 甘草
猪苓湯 ㊵	沢瀉, 猪苓, 茯苓, 阿膠, 滑石
補中益気湯 ㊶	黄耆, 蒼朮, 人参, 当帰, 柴胡, 大棗, 陳皮, 甘草, 升麻, 生姜
六君子湯 ㊸	蒼朮, 人参, 半夏, 茯苓, 大棗, 陳皮, 甘草, 生姜
桂枝湯 ㊺	桂皮, 芍薬, 大棗, 甘草, 生姜
七物降下湯 ㊻	芍薬, 当帰, 黄耆, 地黄, 川芎, 釣藤鈎, 黄柏

漢方薬	構成生薬
ちょうとうさん 釣藤散 ㊼	石膏, 釣藤鈎, 陳皮, 麦門冬, 半夏, 茯苓, 菊花, 人参, 防風, 甘草, 生姜
じゅうぜんたいほとう 十全大補湯 ㊽	黄耆, 桂皮, 地黄, 芍薬, 川芎, 蒼朮, 当帰, 人参, 茯苓, 甘草
けいがいれんぎょうとう 荊芥連翹湯 ㊿	黄芩, 黄柏, 黄連, 桔梗, 枳実, 荊芥, 柴胡, 山梔子, 地黄, 芍薬, 川芎, 当帰, 薄荷, 白芷, 防風, 連翹, 甘草
じゅんちょうとう 潤腸湯 ㊿1	地黄, 当帰, 黄芩, 枳実, 杏仁, 厚朴, 大黄, 桃仁, 麻子仁, 甘草
よくいにんとう 薏苡仁湯 ㊿2	薏苡仁, 蒼朮, 当帰, 麻黄, 桂皮, 芍薬, 甘草
そけいかっけつとう 疎経活血湯 ㊿3	芍薬, 地黄, 川芎, 蒼朮, 当帰, 桃仁, 茯苓, 威霊仙, 羌活, 牛膝, 陳皮, 防已, 防風, 竜胆, 甘草, 白芷, 生姜
よくかんさん 抑肝散 ㊿4	蒼朮, 茯苓, 川芎, 釣藤鈎, 当帰, 柴胡, 甘草
まきょうかんせきとう 麻杏甘石湯 ㊿5	石膏, 杏仁, 麻黄, 甘草
ごりんさん 五淋散 ㊿6	茯苓, 黄芩, 甘草, 地黄, 車前子, 沢瀉, 当帰, 木通, 山梔子, 芍薬, 滑石
うんせいいん 温清飲 ㊿7	地黄, 芍薬, 川芎, 当帰, 黄芩, 黄柏, 黄連, 山梔子

漢方薬	構成生薬
清上防風湯 ㊺	黄芩, 桔梗, 山梔子, 川芎, 浜防風, 白芷, 連翹, 黄連, 甘草, 枳実, 荊芥, 薄荷
治頭瘡一方 ㊿	川芎, 蒼朮, 連翹, 忍冬, 防風, 甘草, 荊芥, 紅花, 大黄
桂枝加芍薬湯 ⓺⓪	芍薬, 桂皮, 大棗, 甘草, 生姜
桃核承気湯 ⓺①	桃仁, 桂皮, 大黄, 甘草, 芒硝
防風通聖散 ⓺②	黄芩, 甘草, 桔梗, 石膏, 白朮, 大黄, 荊芥, 山梔子, 芍薬, 川芎, 当帰, 薄荷, 防風, 麻黄, 連翹, 生姜, 滑石, 芒硝
五積散 ⓺③	蒼朮, 陳皮, 当帰, 半夏, 茯苓, 甘草, 桔梗, 枳実, 桂皮, 厚朴, 芍薬, 生姜, 川芎, 大棗, 白芷, 麻黄
炙甘草湯 ⓺④	地黄, 麦門冬, 桂皮, 大棗, 人参, 麻子仁, 生姜, 炙甘草, 阿膠
帰脾湯 ⓺⑤	黄耆, 酸棗仁, 人参, 白朮, 茯苓, 遠志, 大棗, 当帰, 甘草, 生姜, 木香, 竜眼肉
参蘇飲 ⓺⑥	半夏, 茯苓, 葛根, 桔梗, 前胡, 陳皮, 大棗, 人参, 甘草, 枳実, 蘇葉, 生姜
女神散 ⓺⑦	香附子, 川芎, 蒼朮, 当帰, 黄芩, 桂皮, 人参, 檳榔子, 黄連, 甘草, 丁子, 木香
芍薬甘草湯 ⓺⑧	甘草, 芍薬

漢方薬	構成生薬
茯苓飲(69)	茯苓, 蒼朮, 陳皮, 人参, 枳実, 生姜
香蘇散(70)	香附子, 蘇葉, 陳皮, 甘草, 生姜
四物湯(71)	地黄, 芍薬, 川芎, 当帰
甘麦大棗湯(72)	大棗, 甘草, 小麦
柴陥湯(73)	柴胡, 半夏, 黄芩, 大棗, 人参, 黄連, 甘草, 生姜, 栝楼仁
調胃承気湯(74)	大黄, 甘草, 芒硝
四君子湯(75)	蒼朮, 人参, 茯苓, 甘草, 生姜, 大棗
竜胆瀉肝湯(76)	地黄, 当帰, 木通, 黄芩, 車前子, 沢瀉, 甘草, 山梔子, 竜胆
芎帰膠艾湯(77)	地黄, 芍薬, 当帰, 甘草, 川芎, 阿膠, 艾葉
麻杏薏甘湯(78)	薏苡仁, 麻黄, 杏仁, 甘草
平胃散(79)	蒼朮, 厚朴, 陳皮, 大棗, 甘草, 生姜
柴胡清肝湯(80)	柴胡, 黄芩, 黄柏, 黄連, 栝楼根, 甘草, 桔梗, 牛蒡子, 山梔子, 地黄, 芍薬, 川芎, 当帰, 薄荷, 連翹
二陳湯(81)	半夏, 茯苓, 陳皮, 甘草, 生姜
桂枝人参湯(82)	桂皮, 甘草, 蒼朮, 人参, 乾姜
抑肝散加陳皮半夏(83)	半夏, 蒼朮, 茯苓, 川芎, 釣藤鈎, 陳皮, 当帰, 柴胡, 甘草

漢方薬	構成生薬
大黄甘草湯 ❽❹	大黄, 甘草
神秘湯 ❽❺	麻黄, 杏仁, 厚朴, 陳皮, 甘草, 柴胡, 蘇葉
当帰飲子 ❽❻	当帰, 地黄, 蒺藜子, 芍薬, 川芎, 防風, 何首烏, 黄耆, 荊芥, 甘草
六味丸 ❽❼	地黄, 山茱萸, 山薬, 沢瀉, 茯苓, 牡丹皮
二朮湯 ❽❽	半夏, 蒼朮, 威霊仙, 黄芩, 香附子, 陳皮, 白朮, 茯苓, 甘草, 生姜, 天南星, 和羌活
治打撲一方 ❽❾	桂皮, 川芎, 川骨, 甘草, 大黄, 丁子, 樸樕
清肺湯 ❾⓿	当帰, 麦門冬, 茯苓, 黄芩, 桔梗, 杏仁, 山梔子, 桑白皮, 大棗, 陳皮, 天門冬, 貝母, 甘草, 五味子, 生姜, 竹茹
竹茹温胆湯 ❾❶	半夏, 柴胡, 麦門冬, 茯苓, 桔梗, 枳実, 香附子, 陳皮, 黄連, 甘草, 生姜, 人参, 竹茹
滋陰至宝湯 ❾❷	香附子, 柴胡, 地骨皮, 芍薬, 知母, 陳皮, 当帰, 麦門冬, 白朮, 茯苓, 貝母, 甘草, 薄荷
滋陰降火湯 ❾❸	蒼朮, 地黄, 芍薬, 陳皮, 天門冬, 当帰, 麦門冬, 黄柏, 甘草, 知母
五虎湯 ❾❺	石膏, 杏仁, 麻黄, 桑白皮, 甘草
柴朴湯 ❾❻	柴胡, 半夏, 茯苓, 黄芩, 厚朴, 大棗, 人参, 甘草, 蘇葉, 生姜

漢方薬	構成生薬
大防風湯(97)	黄耆, 地黄, 芍薬, 蒼朮, 当帰, 杜仲, 防風, 川芎, 甘草, 羌活, 牛膝, 大棗, 人参, 乾姜, 附子
黄耆建中湯(98)	芍薬, 黄耆, 桂皮, 大棗, 甘草, 生姜, 膠飴
小建中湯(99)	芍薬, 桂皮, 大棗, 甘草, 生姜, 膠飴
大建中湯(100)	乾姜, 人参, 山椒, 膠飴
升麻葛根湯(101)	葛根, 芍薬, 升麻, 甘草, 生姜
当帰湯(102)	当帰, 半夏, 桂皮, 厚朴, 芍薬, 人参, 黄耆, 乾姜, 山椒, 甘草
酸棗仁湯(103)	酸棗仁, 茯苓, 川芎, 知母, 甘草
辛夷清肺湯(104)	石膏, 麦門冬, 黄芩, 山梔子, 知母, 百合, 辛夷, 枇杷葉, 升麻
通導散(105)	枳実, 大黄, 当帰, 甘草, 紅花, 厚朴, 蘇木, 陳皮, 木通, 芒硝
温経湯(106)	麦門冬, 半夏, 当帰, 甘草, 桂皮, 芍薬, 川芎, 人参, 牡丹皮, 呉茱萸, 生姜, 阿膠
牛車腎気丸(107)	地黄, 牛膝, 山茱萸, 山薬, 車前子, 沢瀉, 茯苓, 牡丹皮, 桂皮, 附子
人参養栄湯(108)	地黄, 当帰, 白朮, 茯苓, 人参, 桂皮, 遠志, 芍薬, 陳皮, 黄耆, 甘草, 五味子
小柴胡湯加桔梗石膏(109)	石膏, 柴胡, 半夏, 黄芩, 桔梗, 大棗, 人参, 甘草, 生姜

漢方薬	構成生薬
立効散 ⑩	細辛, 升麻, 防風, 甘草, 竜胆
清心蓮子飲 ⑪	麦門冬, 茯苓, 蓮肉, 黄芩, 車前子, 人参, 黄耆, 地骨皮, 甘草
猪苓湯合四物湯 ⑫	地黄, 芍薬, 川芎, 沢瀉, 猪苓, 当帰, 茯苓, 阿膠, 滑石
三黄瀉心湯 ⑬	黄芩, 黄連, 大黄
柴苓湯 ⑭	柴胡, 沢瀉, 半夏, 黄芩, 蒼朮, 大棗, 猪苓, 人参, 茯苓, 甘草, 桂皮, 生姜
胃苓湯 ⑮	厚朴, 蒼朮, 沢瀉, 猪苓, 陳皮, 白朮, 茯苓, 桂皮, 生姜, 大棗, 甘草
茯苓飲合半夏厚朴湯 ⑯	半夏, 茯苓, 蒼朮, 厚朴, 陳皮, 人参, 蘇葉, 枳実, 生姜
茵蔯五苓散 ⑰	沢瀉, 蒼朮, 猪苓, 茯苓, 茵蔯蒿, 桂皮
苓姜朮甘湯 ⑱	茯苓, 乾姜, 白朮, 甘草
苓甘姜味辛夏仁湯 ⑲	杏仁, 半夏, 茯苓, 五味子, 乾姜, 甘草, 細辛
黄連湯 ⑳	半夏, 黄連, 乾姜, 甘草, 桂皮, 大棗, 人参
三物黄芩湯 ㉑	地黄, 黄芩, 苦参
排膿散及湯 ㉒	桔梗, 甘草, 枳実, 芍薬, 大棗, 生姜

漢方薬	構成生薬
当帰建中湯 123	芍薬, 桂皮, 大棗, 当帰, 甘草, 生姜
川芎茶調散 124	香附子, 川芎, 羌活, 荊芥, 薄荷, 白芷, 防風, 甘草, 茶葉
桂枝茯苓丸加薏苡仁 125	薏苡仁, 桂皮, 芍薬, 桃仁, 茯苓, 牡丹皮
麻子仁丸 126	麻子仁, 大黄, 枳実, 杏仁, 厚朴, 芍薬
麻黄附子細辛湯 127	麻黄, 細辛, 附子
啓脾湯 128	蒼朮, 茯苓, 山薬, 人参, 蓮肉, 山樝子, 沢瀉, 陳皮, 甘草
大承気湯 133	厚朴, 枳実, 大黄, 芒硝
桂枝加芍薬大黄湯 134	芍薬, 桂皮, 大棗, 甘草, 大黄, 生姜
茵蔯蒿湯 135	茵蔯蒿, 山梔子, 大黄
清暑益気湯 136	蒼朮, 人参, 麦門冬, 黄耆, 陳皮, 当帰, 黄柏, 甘草, 五味子
加味帰脾湯 137	黄耆, 柴胡, 酸棗仁, 蒼朮, 人参, 茯苓, 遠志, 山梔子, 大棗, 当帰, 甘草, 生姜, 木香, 竜眼肉
桔梗湯 138	甘草, 桔梗
紫雲膏 501	ゴマ油, 紫根, 当帰, 白蠟, 豚脂

あとがき

　2013年イグノーベル医学賞を頂きました．オペラ椿姫をマウスに聴かせ続けると，免疫制御細胞が誘導され，移植された心臓がしばらく拒絶されないというものです．有り得ないような (Improbable) 実験で，人々を笑わせ，そして考えさせる (Research that makes people LAUGH and then THINK) 研究に与えられる世界的な賞であるイグノーベル賞にはふさわしいと思い喜んで頂きました．一般に病は気からと言われていることもまんざら嘘ではないことを暗示するものです．ちょっと飛躍しますが，健康でいるためにはリラックスして過ごそう，病気に罹れば闘病意欲をもって頑張ろう，家族のお見舞いも免疫学的にも意味があるかもしれない，といったことも言えるでしょう．

　ペットなんて馬鹿らしいと思っていました．でも今，愛犬を飼うと愛しいですね．家族の一員ですね．情が湧きますね．

　生体肝移植なんて愚かだと思っていました．親が子どもに臓器の一部をあげるなんて．子どもの病気は運命だと．でも娘ができると可愛いですね．自分の臓器の一部をあげれば，そして数年でも生きてくれれば，よろこんで臓器提供します．

　漢方なんて大嫌いでした．そんな自分が全国で漢方の講演をし，モダン・カンポウの啓蒙者として書籍を多数書いています．

　人はその時の立ち位置と，また時間の経過で変わります．色々と変わってきた自分を見つめて，そしてこれからもどんどんと変わっていくであろう自分を思うと，人はいろいろ，人生もいろいろと思います．人それぞれが，精一杯，そして生きている限り (Forever) 咲き誇れるような百花繚乱のお花畑を夢見ています．それぞれの立ち位置の先生方に，いろいろな意味でこの本がお役に立てれば幸いです．

　最後に，いつもいつもお世話になっている須藤孝仁氏，新興医学出版社の林峰子社長に御礼申し上げます．

参考文献

1) 秋葉哲生：活用自在の処方解説．ライフ・サイエンス，2009．
2) 松田邦夫，稲木一元：臨床医のための漢方［基礎編］．カレントテラピー，1987．
3) 大塚敬節：大塚敬節著作集 第1巻〜第8巻 別冊．春陽堂，1980-1982．
4) 大塚敬節，矢数道明，清水藤太郎：漢方診療医典．南山堂，1969．
5) 大塚敬節：症候による漢方治療の実際．南山堂，1963．
6) 稲木一元，松田邦夫：ファーストチョイスの漢方薬．南山堂，2006．
7) 大塚敬節：漢方の特質．創元社，1971．
8) 大塚敬節：漢方と民間薬百科．主婦の友社，1966．
9) 大塚敬節：東洋医学とともに．創元社，1960．
10) 大塚敬節：漢方ひとすじ：五十年の治療体験から．日本経済新聞社，1976．
11) 松田邦夫：症例による漢方治療の実際．創元社，1992．
12) 日本医師会 編：漢方治療のABC．日本医師会雑誌臨増108(5)，1992．
13) 大塚敬節：歌集杏林集．香蘭詩社，1940．
14) 三潴忠道：はじめての漢方診療十五話．医学書院，2005．
15) 花輪壽彦：漢方診療のレッスン．金原出版，1995．
16) 松田邦夫：巻頭言：私の漢方治療．漢方と最新治療13(1)：2-4，世論時報社，2004．
17) 新見正則：本当に明日から使える漢方薬．新興医学出版社，2010．
18) 新見正則：西洋医がすすめる漢方．新潮社，2010．
19) 新見正則：プライマリケアのための血管疾患のはなし漢方診療も含めて．メディカルレビュー社，2010．
20) 新見正則：フローチャート漢方薬治療．新興医学出版社，2011．
21) 新見正則：じゃぁ，死にますか？ リラックス外来トーク術．新興医学出版社，2011．
22) 新見正則：簡単モダン・カンポウ．新興医学出版社，2011
23) 新見正則：じゃぁ，そろそろ運動しませんか？ 新興医学出版社，2011．

24) 新見正則：iPhone アプリ「フローチャート漢方薬治療」
25) 新見正則：じゃぁ，そろそろ減量しませんか？ 新興医学出版社，2012．
26) 新見正則：鉄則モダン・カンポウ．新興医学出版社，2012．
27) 松田邦夫・新見正則：西洋医を志す君たちに贈る漢方講義．新興医学出版社，2012．
28) 新見正則：実践ちょいたし漢方．日本医事新報 4683(1)，2014．
29) 新見正則：症例モダン・カンポウ．新興医学出版社，2012．
30) 新見正則：飛訳モダン・カンポウ．新興医学出版社，2013．
31) 清水藤太郎：薬局の漢方．南山堂，1963．

索引

あ

安中散 ❺ ………… 61
茵蔯蒿湯 ⓭⓯ ………… 72, 162
茵蔯五苓散 ⓫⓱ ………… 71
温経湯 ⓱⓰ ………… 136, 163
温清飲 ㊼ ………… 153
越婢加朮湯 ㉘ ………… 109, 116, 139, 170
黄連解毒湯 ⓯ ………… 70, 73, 92, 150, 159, 188, 199
乙字湯 ❸ ………… 64

か

葛根加朮附湯 ………… 117
葛根湯 ㊽ ………… 36, 96, 117
葛根湯加川芎辛夷 ❷ ………… 147
加味帰脾湯 ⓭⓻ ………… 90, 108
加味逍遙散 ㉔ ………… 53, 79, 121, 129, 185, 196
甘麦大棗湯 ㊁ ………… 178
桔梗湯 ⓭⓼ ………… 68
帰脾湯 ㊺ ………… 90
芎帰膠艾湯 ㊆ ………… 131
清暑益気湯 ⓭⓺ ………… 198
荊芥連翹湯 ㊾ ………… 155, 167
桂枝加芍薬大黄湯 ⓭⓬ ………… 49
桂枝加芍薬湯 ㊿ ………… 63, 67
桂枝加朮附湯 ⓲ ………… 110, 117
桂枝加竜骨牡蠣湯 ㉖ ………… 89, 104
桂枝湯 ㊺ ………… 133
桂枝茯苓丸 ㉕ ………… 65, 118, 126, 187, 202, 215
桂枝茯苓丸加薏苡仁 ⓫⓹ ………… 164, 166
香蘇散 ㊀ ………… 38, 106, 218
五積散 ㊿ ………… 196
牛車腎気丸 ⓱⓻ ………… 87, 102, 113, 171, 197
呉茱萸湯 ㉛ ………… 94
五淋散 ㊻ ………… 82
五苓散 ⓱ ………… 34, 95, 98, 100, 144, 169, 175, 199, 219

さ

柴胡加竜骨牡蠣湯 ⓬ ………… 74, 78, 88, 124
柴胡桂枝乾姜湯 ⓫ ………… 93
柴胡桂枝湯 ❿ ………… 212, 213
柴胡清肝湯 ⓼⓪ ………… 167
柴朴湯 ⓽⓺ ………… 47, 80
柴苓湯 ⓫⓮ ………… 203
三黄瀉心湯 ⓫⓭ ………… 92
三物黄芩湯 ⓫㉑ ………… 184
紫雲膏 ⓹⓪⓵ ………… 207

235

炙甘草湯 (64) …… 77
芍薬甘草湯 (68) …… 86, 112, 201
十全大補湯 ㊽ …… 46, 180
十味敗毒湯 ⑥ …… 152, 161
潤腸湯 (51) …… 48
小建中湯 (99) …… 174, 176
小柴胡湯 ⑨ …… 29, 40, 45, 55, 72, 216
小柴胡湯加桔梗石膏 (109) …… 149
小青竜湯 ⑲ …… 33, 138, 151
小半夏加茯苓湯 ㉑ …… 135
消風散 ㉒ …… 154
辛夷清肺湯 (104) …… 148
真武湯 ㉚ …… 56, 58, 76, 143, 172, 195, 214
清上防風湯 (58) …… 165
清心蓮子飲 (111) …… 83
清肺湯 (90) …… 43
疎経活血湯 (53) …… 112, 115

た

大黄甘草湯 (84) …… 50
大建中湯 (100) …… 54, 59, 66, 67, 204
大柴胡湯 ⑧ …… 190, 215
大承気湯 (133) …… 52
大防風湯 (97) …… 111
治打撲一方 (89) …… 120
治頭瘡一方 (59) …… 156
中建中湯 …… 67
釣藤散 ㊼ …… 97, 145
猪苓湯 ㊵ …… 84, 86, 144
猪苓湯合四物湯 (112) …… 85
通導散 (105) …… 119
桃核承気湯 (61) …… 51, 125, 130
当帰飲子 (86) …… 157
当帰四逆加呉茱萸生姜湯 ㊳ …… 114, 194, 205
当帰芍薬散 ㉓ …… 99, 127, 132, 136, 137, 146, 216
当帰湯 (102) …… 101

な

女神散 (67) …… 122, 186
人参湯 ㉜ …… 57, 58, 62, 172
人参養栄湯 (108) …… 44, 181

は

麦門冬湯 ㉙ …… 41, 42, 134
八味地黄丸 ⑦ …… 81, 177, 183
半夏厚朴湯 ⑯ …… 200, 217
半夏瀉心湯 ⑭ …… 60, 69, 182
半夏白朮天麻湯 ㊲ …… 75, 142
白虎加人参湯 ㉞ …… 160, 206
防已黄耆湯 ⑳ …… 116, 191
防風通聖散 (62) …… 189
補中益気湯 ㊶ …… 28, 30, 44, 46,

71, 105, 179, 193, 210

ま

麻黄湯 ㉗ ……………… 31, 35, 173
麻黄附子細辛湯 ㉗ … 32, 37, 168
麻杏甘石湯 ㊺ ……… 39, 40, 42, 45
麻子仁丸 ㉖ ……………………… 48

や

薏苡仁湯 ㊾ ……………………… 166

抑肝散 ㊾ ……… 91, 103, 123, 128

ら

六君子湯 ㊸ ………… 107, 192, 211
竜胆瀉肝湯 ㊻ ……………… 82, 158
苓甘姜味辛夏仁湯 ⑲ ………… 140
苓桂朮甘湯 ㊴ …………………… 141

【著者略歴】

新見 正則（にいみ まさのり） Masanori Niimi, MD, DPhil, FACS

1959 年生まれ
1985 年　　慶應義塾大学医学部卒業
1993 年～1998 年　英国オックスフォード大学医学部博士課程留学
　　　　　　移植免疫学で Doctor of Philosophy（DPhil）取得
1998 年～　帝京大学医学部に勤務
2002 年　　帝京大学外科准教授
2013 年　　イグノーベル医学賞

帝京大学医学部外科准教授，アメリカ外科学会フェロー（FACS），愛誠病院下肢静脈瘤センター顧問，愛誠病院漢方外来統括医師．

専門　外科，移植免疫学，漢方医学，労働衛生コンサルタント，日本体育協会認定スポーツドクター，セカンドオピニオンのパイオニアとしてテレビ出演多数．漢方医学は松田邦夫先生（東京大学医学部昭和 29 年卒）に学ぶ．

著書　下肢静脈りゅうを防ぐ・治す，講談社，2002，西洋医がすすめる漢方，新潮社，2010，本当に明日から使える漢方薬，新興医学出版社，2010，フローチャート漢方薬治療，新興医学出版社，2011，リラックス外来トーク術　じゃあ，死にますか，新興医学出版社，2011，じゃあ，そろそろ運動しませんか？　西洋医学と漢方の限界に気がつき，トライアスロンに挑戦した外科医の物語，新興医学出版社，2011，じゃあ，そろそろ減量しませんか？　正しい肥満解消大作戦，新興医学出版社，2012，鉄則モダン・カンポウ，新興医学出版社，2012，症例モダン・カンポウ，新興医学出版社，2012，飛訳モダン・カンポウ，新興医学出版社，2013 ほか

iPhone アプリ：フローチャート漢方薬治療も絶賛販売中！

©2014　　　　　　　　　　　　　　　　　　　　第 1 版発行　2014 年 7 月 12 日

典型例で生薬からカンポウを理解する
**フローチャート
漢方薬治療 2**

（定価はカバーに表示してあります）

著者	新　見　正　則
発行者	林　　　峰　子
発行所	株式会社 新興医学出版社

検印省略

〒113-0033　東京都文京区本郷 6 丁目 26 番 8 号
電話　03（3816）2853　　FAX　03（3816）2895

印刷　三報社印刷株式会社　　ISBN978-4-88002-181-2　　郵便振替　00120-8-191625

- 本書の複製権・翻訳権・上映権・譲渡権・公衆送信権（送信可能化権を含む）は株式会社新興医学出版社が保有します．
- 本書を無断で複製する行為，（コピー，スキャン，デジタルデータ化など）は，著作権法上での限られた例外（「私的使用のための複製」など）を除き禁じられています．研究活動，診療を含み業務上使用する目的で上記の行為を行うことは大学，病院，企業などにおける内部的な利用であっても，私的使用には該当せず，違法です．また，私的使用のためであっても，代行業者等の第三者に依頼して上記の行為を行うことは違法となります．
- JCOPY 〈（社）出版者著作権管理機構 委託出版物〉
  本書の無断複写は著作権法上での例外を除き禁じられています．複写される場合は，そのつど事前に，（社）出版者著作権管理機構（電話 03-3513-6969，FAX03-3513-6979，e-mail : info@jcopy.or.jp）の許諾を得てください．